焕然一新的 驻颜术

小酒窝伊森 著

U0322710

科学技术文献出版社
SCIENTIFIC AND TECHNICAL DOCUMENTATION PRESS
·北京·

图书在版编目（CIP）数据

焕然一新的驻颜术 / 小酒窝伊森著. —北京：科学技术文献出版社，2023.6
ISBN 978-7-5235-0292-1

Ⅰ . ①焕… Ⅱ . ①小… Ⅲ . ①皮肤—美容术 Ⅳ . ① R622 ② R751

中国国家版本馆 CIP 数据核字（2023）第 098922 号

焕然一新的驻颜术

策划编辑：吕海茹　责任编辑：韩晓菲　刘　萌　特约编辑：尹晨钰
产品经理：张睿珺　杨　洁　责任校对：王瑞瑞　责任出版：张志平

出　版　者	科学技术文献出版社
地　　　址	北京市复兴路 15 号 邮编 100038
编　务　部	（010）58882938，58882087（传真）
发　行　部	（010）58882868，58882870
邮　购　部	（010）58882873
销　售　部	（010）82069336
官方网址	www.stdp.com.cn
发　行　者	科学技术文献出版发行 全国各地新华书店经销
印　刷　者	北京世纪恒宇印刷有限公司
版　　　次	2023 年 6 月第 1 版 2023 年 6 月第 1 次印刷
开　　　本	880×1230　1/32
字　　　数	230 千
印　　　张	9.75
书　　　号	ISBN 978-7-5235-0292-1
定　　　价	58.00 元

推荐序

医学美容简称医美，是按照生物—心理—社会的现代医学模式，通过整体设计和多元化手段的综合运用，让人更年轻、更漂亮、更自信、更有活力、更健康、更长寿，是人类高品质生活的综合体现，是医学金字塔顶尖的一颗明珠。

刘沛医生根据自己的临床工作经验为广大求美者撰写了居家美容攻略——"小酒窝伊森"科普系列进阶版书籍，其特点是将中医内调与西医理念和技术有机结合，从而使求美者更加健康美丽。医美不能仅关注体表器官，也应关注身体内在功能的良好呈现，从而达到整形与抗衰一体化，内外兼修的美好状态。

刘沛医生多年来从事美容皮肤及中医美容相关工作，将工作中的经验积累和研究发现记录在纸上，思考在脑中，科普在网络上，线上解答粉丝疑问，线下解决患者苦恼。他在源源不断地解决求美者的问题过程中，也不断提升了自身修养，为他更好地为求美者提供医疗美容服务打下了坚实的基础。

医学美容具有三重境界：第一重境界是掌握基本知识、解剖和操作技巧，了解基本产品、设备和使用方法——解决基本问题；第二重境界是轻松驾驭身体不同部位的设计与操作，有效预防和处理并发症——解决复杂问题；第三重境界是把医学美容看作医学限制条件下的艺术创作——发掘和创造求美者潜在的、个性化的生动自然之美。

本书浅显易懂地介绍了人们在整形美容领域关注的热点问题，诸如，热门的护肤成分有什么使用注意事项，敏感肌的皮肤屏障受损还有什么补救方法，以及如何治疗面部皮肤松垮发腮等问题，求美者对问题的疑惑是其容貌焦虑的主要原因。在本书中，刘沛医生提供了专业的医美经验，包括功效性护肤品、家用美容仪、中医穴位按压、刮痧、艾灸、草本茶饮调配等多维度方法，让求美者拥有更多选择。对于广大求美者和年轻医生而言，这是一本可以放在案头的科普参考书。

衰老是人类的终极悲哀，美丽是人类的永恒追求，社会的发展与科技的进步将会使医美成为大众的日常需求。作为整形美容领域的从业者，如何科学并有效地向求美者传递医学美容的正确理念，既是社会的现实需求，也是我们从业者的重要责任。

刘沛医生对求美者耐心细心，对医学美容具有极大的热情和孜孜不倦的探究精神，这是一位优秀的医学美容医生不可或缺的基本素质。希望刘沛医生能够志存高远，训诚笃行，不断学习，坚持不懈，以科普为己任，让"小酒窝伊森"科普系列惠及更多的同行和求美者。

未来一定属于拥有先进价值观、充满激情的理想主义践行者！
加油！刘沛医生。

崔海燕，主任医师，博士生导师

同济大学附属同济医院整形美容外科　主任

Aesthetic Surgery Journal　编委

Aesthetic Surgery Journal（中文版）　主编

国家药品监督管理局药品审评中心　审评专家

中国整形美容协会医美与艺术分会　会长

中华医学会整形外科学分会艺术人文学组　组长

中华医学会整形外科学分会微创美容学组　副组长

中华医学会整形外科学分会激光美容学组　副组长

《东方注射美容医学》　主编

《东方线雕美容医学》　主编

《东方微创减脂塑身医学》　主编

Aesthetic Plastic Surgery Journal（APS）　编委

《中华整形外科杂志》　编委

《中国美容医学》杂志　常务编委

全球华裔整形外科医师协会（WAPSCD）　理事

国际整形美容暨皮肤抗衰老大师课程（IMCAS）　学术委员

上海宋庆龄基金会怀训整形艺术专项基金　发起人

目录

PART 1

内外养肤，"面子工程"很重要

医美 3.0 时代下，如何从入门到进阶?　　2

　　医美发展的三个阶段　　2

　　你适合哪种医美项目?　　3

激光——改善肤质首选　　6

　　用途广泛的光子嫩肤　　6

　　皮秒和超皮秒——强大的色素斑杀手　　12

　　主打抗衰紧致的 Fotona4D　　16

　　想做激光，但听说会反黑　　20

射频超声——还你紧致肌肤　　24

　　快速通晓各类射频项目　　24

　　热玛吉——医美界的大明星　　26

　　想紧致又怕疼? 试试热拉提　　28

　　超声——松弛下垂脸的大救星　　32

注射类　　38

　　肉毒毒素——不只除皱、瘦身这么简单　　38

玻尿酸——让你的脸部线条更完美 45

水光针——灵活搭配，效果到位 50

家用美容仪，用不好反伤肤 59

射频仪——操作手法对了，才能事半功倍 59

微电流——修复皮肤，安全性能佳 66

洗脸仪——当心清洁过度 66

脱毛仪——居家脱毛的好选择 67

注氧仪——认清原理，理性选择 67

家用点阵——合理操作，减轻疼痛 68

纳米微晶及家用微针——谨慎尝试 68

LED红蓝光——不是能量越高才越好 68

激光帽——脱发人群的辅助治疗 71

光子嫩肤仪——居家美白的美容仪 71

热门护肤成分，使用注意事项！ 73

美白淡斑成分 73

抗衰抗皱成分 80

控油祛痘成分 86

修红舒敏成分 90

敏感肌，皮肤屏障受损还有救吗？ 94

为什么肌肤会敏感？ 94

敏感肌和皮肤炎症难以区分？ 95

是什么让你变成了敏感肌？ 97

改善敏感肌的医学手段 98

敏感肌家庭养护攻略 101

痘痘肌肤，"痘"与"痘"大不同怎么办？ 104

痘痘的不同形态及形成原因 104

你知道自己是什么肤质类型吗？ 105

油性皮肤的罪魁祸首——皮脂腺 107

不同的痘痘，如何区分？ 109

家用光电祛痘的三个科学维度 111

有效祛痘的两种方法 112

内调"祛痘"怎么做？ 114

毛孔粗大，在家就能改善吗？ 115

毛孔粗大的类型 115

不同类型毛孔粗大的改善方式 116

面部色素斑种类多，哪些可以自行护理？ 121

色素斑的类型 122

护肤品和美容仪的搭配祛斑方法 128

中医内调"祛黄褐斑"怎么做？ 130

各种皱纹的消除攻略 132

皱纹的类型 132

不同类型皱纹的产生原因及消除方法 133

通用"抗皱"方法 137

面部皮肤松垮发腮，光用护肤品怎么够 137

面部松垮下垂的原因 138

光电联合，两周让你看到紧致下颌线 139

护肤品辅助，让面部肌肤保持"向上"　140

中医"抗衰"怎么做？　141

皮肤黑、肤色暗沉？教你科学美白！　142

肤色分型　143

皮肤暗沉的原因及解决方法　143

让皮肤变黑或变白的食物　145

怎么内调各种"黄"　146

黑眼圈——色素型、血管型、结构型　147

三种黑眼圈的成因及辨别　148

不同类型"黑眼圈"的调理方法　148

黑眼圈的中医诊疗特色　149

PART
2

面部肌肤告急，怎样防治安全有效？

红！肿！热！痛！痒！日常皮肤病的急救及防护　160

长痘　160

急性皮炎　161

各种皮肤感染　162

"刷酸"变成敏感肌，各种不良反应如何急救？　163

各种酸类的特点及作用　163

各种酸有什么不同？　164

"刷酸"的流程及后续养护 169

"刷酸"不良反应急救 172

祛痣，那些你不知道的事 176

如何区分好痣、坏痣 176

恶性痣的辨别方式及生长位置 177

祛痣的方法 179

术后注意事项及瘢痕预防 180

面部、眼周抠不掉的小疙瘩，到底是什么？ 181

脂肪粒 182

汗管瘤 182

扁平疣 183

下巴疙瘩 183

"鸡皮肤" 184

"逆光疹" 185

脸蛋一直发红，小心是玫瑰痤疮！ 186

玫瑰痤疮的分型 187

玫瑰痤疮的诱发原因 188

皮肤科治疗方法及日常养护 189

面部油腻还脱皮，脂溢性皮炎！ 192

脂溢性皮炎的诱发原因 193

脂溢性皮炎的皮肤科治疗及日常养护 193

舒缓面膜越贴越红！当心是激素脸 196

激素依赖性皮炎 197

注意区分化妆品皮炎与激素脸 199

PART 3 身体其他地方的皮肤困扰

当下平均每 6 人里，就有 1 人脱发　204

脱发的原因及分型　204

脱发的日常护理　209

脱发的中医内调方法　212

美白的捷径——脱毛　214

激光脱毛的禁忌人群　214

脱毛原理及脱毛后的顾虑解答　215

腋下、脖子、关节各种黑，洗澡都洗不干净　216

身体各部位色素沉着的原因及解决方法　216

皮肤巨痒无比，救救孩子吧！　219

手指、脚趾瘙痒的原因及解决方法　219

其他瘙痒性皮肤问题　221

灰指甲一定是灰色的吗？大部分人可能都得过　222

灰指甲的成因　223

灰指甲居家处理小妙法　223

临床处理方法　224

灰指甲的预防　225

与灰指甲相区别的其他指甲问题　225

拍照尴尬系列之人体的年轮——颈纹　227

颈纹的分级　227

不同级别颈纹的处理方式 228

如何摆脱产后的印记——妊娠纹？ 230

网传的无效方法 230

正确的处理和预防 230

鸡眼、跖疣、脚茧的简单、快速去除方法 231

如何分辨脚部的这些常见问题 232

脚部问题的快速去除方法 233

白发能否变黑 233

白发还能黑回来吗？ 234

引起白发的原因 234

染发的正确"姿势" 236

皮肤的内调——中西医结合

上班族都有的内调问题 240

花草茶内调养生 242

枸杞子——朋克养生养颜 242

山药——口服的水光 245

黄芪——抗衰老的上品 247

薏苡仁——皮肤祛湿剂 249

甜杏仁——天然的美白丸 251

茯苓——抗糖茶饮 254

杭白菊、滁菊、贡菊、野菊花——四种菊花大不同 257

中医内调养颜小技巧 258

中医里情绪与皮肤的关系 258

泡脚的正确打开方式 260

美容艾灸入门攻略 262

春季养肝，排毒美肤 264

冬季四字美容养生口诀 268

PART 5

千万不要这么做——护肤的误区

手法按摩、淋巴排毒、小颜整骨能够美容吗？ 274

手法按摩不能紧肤，只会松弛皮肤！ 274

淋巴排毒，并不存在！ 275

小颜整骨能小脸？不可能 276

"以油养肤"是养肤还是伤肤？ 278

什么是"以油养肤"？ 278

只有精油是"油"吗？ 279

抗糖化、抗氧化、抗光老化，哪个真有用？ 279

糖化 280

抗糖化方法 281

氧化及如何抗氧化 282

光老化及如何抗光老化 283

胶原被过度刺激，以后就不长了？ 284

护肤品是智商税，没办法被皮肤吸收？ 287

除了美容仪和护肤品，口服什么可以抗衰老？ 290

晚睡晚起不算熬夜？ 291

逍遥丸吃了能让你变美吗？ 293

深层补水和深层清洁——护肤界的最大骗局 294

皮肤的水从哪里来 294

皮肤不能被深层清洁 296

真正的深层补水 297

真正的深层清洁 297

内外养肤，
"面子工程"很重要

医美 3.0 时代下，如何从入门到进阶？

我自从在网上做医美科普以来，收到了大量的网友提问：40 岁适合做热玛吉还是超声刀？每个月打水光针有没有不良反应？家用美容仪真的有效吗？会不会是智商税？

显而易见，在当今这个时代，医美已不再是明星、贵妇才能拥有的奢侈品，它已经走进大众的视野和生活中。如今，医美在经历了几十年的变革进化之后，已经迈入了一个新的发展阶段，我更愿意把目前的医美发展期归纳为医美 3.0 时代。

/医美发展的三个阶段/

让我们先大致了解一下医美发展大概经历了怎样的历史演变。

1.0 时代
——整形外科时代

时间：1960—2010 年

特色项目：重睑术（双眼皮）、隆鼻、隆胸、吸脂

求美人群：明星及高收入人群

2.0 时代
——注射微整形时代

时间：2010—2018 年

特色项目：瘦脸、除皱、玻尿酸填充

求美人群：明星及收入相对较高的人群

3.0 时代

——皮肤美容时代

时间： 2018 年至今

特色项目： 热玛吉、热拉提、Fotona4D、皮秒级激光、光子嫩肤

求美人群： 普通上班族、"90 后"、"00 后"

从 1.0 到 3.0 时代的变迁，使得大众对于医美的认知从高风险的变脸手术转变到了普通人都可以尝试的皮肤健康管理。这也意味着，医美的受众人群，从 1.0 时代到现在，发生了指数倍的增长。

尽管如此，医美在快速发展的过程中也不乏过度营销。这难免令很多"医美小白"面对五花八门的医美项目束手无策。因此，这一章我就来为大家科普一下几类热门医美项目的原理、作用、适应人群和注意事项（尤其是副作用），让大家日后能根据自己的需要，更有针对性、更放心地选择适合自己的项目，安心变美！

/你适合哪种医美项目？/

在正式分类介绍不同的医美项目之前，我觉得有必要先带大家搞清楚，自己究竟适合做哪种类型的医美？下面按照年龄段来说。

15~25 岁做好最基本的三件事就行了：清洁、防晒、保湿。此时你的皮肤胶原蛋白含量还处于高峰，心急火燎地做各种抗衰，可能做了跟以前一样，"银子"会白花。这个年龄段的求美者，皮脂腺的体积

最大，油脂多，容易爆痘、长闭口（闭合性粉刺），平时应注意好清洁、控油，也可以做一些"刷酸"、光子嫩肤、红蓝光等保持皮肤健康的项目。

26~35 岁是肌肤敏感的高发阶段，因为该年龄段人群已经工作了一定的时间，有了经济基础，而且熬夜加班情绪波动大，很多人就开始买各种可能并不适合自己的护肤品及美容仪。这个年龄段的求美者需要做好屏障保护，如舒敏项目。同时，这个阶段的皮肤代谢能力会有一定程度的下降，容易出现一些色素斑，此时可以尝试皮秒、超皮秒进行祛斑，调理肤色、肤质。另外，可以进行水光①保养，既可以补水，又可以补充一些胶原蛋白、维生素等营养成分到真皮层，延缓衰老。

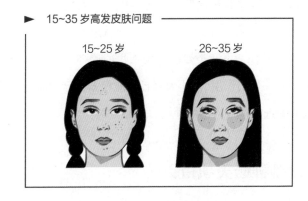

▶ 15~35 岁高发皮肤问题

15~25 岁　　　　26~35 岁

36~45 岁会出现明显的面部轮廓松弛的问题，另外皱纹也会增多。此时可以适当地做一些抗皱、紧致轮廓的医美项目，如用肉毒毒素除皱、热玛吉、热拉提、超声刀等来提升、紧致轮廓。

---

① 水光学名美塑疗法，又俗称水光。医生将透明质酸、胶原蛋白等营养成分，通过专业注射机器注入真皮层，起到补水、抗衰、美白的医美技术。

46岁以上的女性激素水平明显下降，体内一些元素的减少会导致面部萎黄、皮肤松弛，一定要注意内调。面部脂肪的萎缩也会使皮肤失去支撑，进一步下垂。可以考虑在脸上注射一些玻尿酸、胶原蛋白，以及做一些脂肪的填充。另外，像一些再生类的材料，如左旋聚乳酸（PLLA）、羧甲基纤维素（CMC）、聚己内酯（PCL）等童颜少女针系列，也是比较不错的选择。

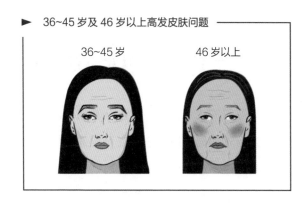

► 36~45岁及46岁以上高发皮肤问题

以上是根据年龄段初步归纳的抗衰管理方法，但还是要根据个人具体的面部情况和诉求进行项目选择（表1–1）。

表1–1 不同年龄的医美项目选择

年龄段	重点皮肤问题	针对性措施	可做的医美项目
15~25岁	油脂多，容易爆痘、长闭口	控油、清洁	"刷酸"、光子嫩肤、红蓝光
26~35岁	皮肤敏感、代谢功能下降，出现色素斑	屏障保护、肤色肤质管理、保湿、补充营养	皮秒、超皮秒、水光

年龄段	重点皮肤问题	针对性措施	可做的医美项目
36~45岁	面部轮廓松弛，皱纹增多	面部轮廓管理、抗皱	注射肉毒毒素或使用热玛吉、热拉提、超声刀
46岁以上	面部萎黄、皮肤松弛	皮肤组织容量补充	补充玻尿酸、胶原蛋白、脂肪

激光——改善肤质首选

激光是一种非剥脱的治疗方法，可以从基底层改善肤质，提供非介入的治疗并且适合不同的皮肤状态，它可以通过特定的波长穿透皮肤，直达皮肤的真皮层，直接作用于真皮层的胶原细胞，使皮肤中的胶原蛋白得以重生，真正达到皮肤护理的作用。

/ 用途广泛的光子嫩肤 /

我在 2021 年 4 月曾接诊过一位 33 岁的女性求美者，她想要通过"刷酸"改善皮肤长痘痘的问题。当时她的面部状况是：双侧面颊泛红，并伴有红色丘疹。我告诉她，她的皮肤屏障出现了一些问题，所以会长痘，同时还会不时地出现灼热的不适感，所以推荐她用光子嫩肤去红、消炎、修护屏障，先不急着"刷酸"。后来，经过每月 1 次，连续 3 个月的治疗，她脸部的泛红得到了明显改善，痘痘也减少了很多。这让她感到惊喜不已的同时也很困惑，因为她之前通过各种途径了解到的都是：长痘痘怎么办？"刷酸"就对了！结果怎么却是光子嫩肤拯救了她呢？

其实，长痘、过敏、瘙痒，本质可能都是皮肤屏障受损所引起的慢性炎症反应。祛痘治标却不治本。在皮肤科里，光子嫩肤不仅可以用来提亮肤色，还可以改善皮肤敏感、去红、祛痘等问题，所以可别小瞧了它哟！

光子嫩肤（学名：强脉冲光）的作用原理可不简单。它是通过400~1200 nm的波长、1~10 ms脉宽的脉冲光，对皮肤进行治疗并起到美容作用。也就是通过精准的波长和击打皮肤的时间，来达到美白、祛斑、收缩毛孔、增加胶原蛋白、去红血丝等作用。

目前医美诊所采用的主流光子嫩肤仪器是M22 AOPT超光子、DPL超光子、BBL等。

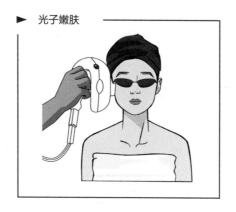

▶ 光子嫩肤

光子嫩肤的功能及注意事项

首先，我们来看看光子嫩肤的特色功能。

● 祛痘

当 420 nm 左右波长的可见光照射皮肤后，痤疮丙酸杆菌内的卟啉会大量吸收该波长的光，并释放单氧自由基。该自由基会对痤疮杆菌进行攻击和破坏，从而起到抗菌消炎，控制油脂分泌的作用，达到对早期痘痘的预防和治疗效果。

● 淡纹

强脉冲光可以增强成纤维细胞转化活性并增加它们的数量，促进胶原蛋白、弹性蛋白的合成和转化生长因子的表达，同时刺激胶原纤维和弹性纤维的重塑，整体增厚皮肤，从而达到淡化皱纹，改善皮肤质地的作用。

● 去红血丝

强脉冲光的特定波长可以将血红蛋白作为靶色基，使其大量地吸收光能，并转化为热能。通过热能的传导将面部红血丝的血管壁凝固、封闭，从而在视觉上达到消除红血丝，面部皮肤褪红的作用。其中，我们俗称的"红血丝"，一种是发红的血丝，血液里主要为氧合血红蛋白。而另一种面部血丝是紫色的血管，是因为里面血液成分主要为去氧血红蛋白。两种颜色的血丝，就像静脉血和动脉血，因为含氧量不同而导致的颜色上一红一紫。治疗这两种血丝的波长也不同，分别为 500~600 nm 或 530~650 nm、900~1200 nm。此外，对于敏感肌和玫瑰痤疮来说，强脉冲光也是一种非常直接的去红血丝治疗方法。

下文括号中为占比率，即可能产生的不良反应所占的比率，并不表示所有治疗中都会出现。

● **起水疱（60%）**

这是能量过大或冰敷不到位导致的。起水疱期间可以用烫伤膏外敷；外皮破溃后，用红霉素覆盖伤口。

● **色素沉着（40%）**

这是能量过高导致的，需要 2 周至 1 个月的恢复期。也有个别病例会出现 6 个月后色素才褪下的情况，并且可能有合并黄褐斑的并发症。这种情况一般不做特殊处理，等待自行消退即可。

疗程

最短间隔 21 天，比较推荐平均每月一次。待皮肤问题稳定后，可延长至 2~3 个月一次。

市场参考价格

400~1800 元/次。

各项目适应度（效果 1~100 分）	
红血丝	90 分
痤疮	80 分
美白提亮	70 分
色素沉着	60 分
色素斑	40 分
收缩毛孔	40 分
文身	20 分

光子嫩肤与其他项目的间隔时间

熟悉医美的朋友应该知道，很多医美项目是不能同时做的，否则会对皮肤造成伤害。下面我来给大家排个"雷"。

光子嫩肤简称"光子"，它与其他激光类项目都应该间隔 3 周以上，比如，皮秒、超皮秒、调 Q 激光、点阵、Fotona4D 和 5D 胶原光。

可以和"水光"同一天做，先光子再"水光"。强脉冲光"爆破"黑色素后，再用"水光"补充营养，两者结合可以加快黑色素的代谢和补充水分，起到叠加的作用。如果先打了"水光"，那就间隔 2 周后再做光子。

和热玛吉，建议间隔 4 周再做。因为做完光子后皮肤角质会有一定程度的损伤，如果再做热玛吉，皮肤则容易不耐受。热玛吉术后会出现皮肤干燥，建议 2 周后可以用水光补水，以达到促进胶原再生的作用。超声刀也是同理。

和肉毒毒素、透明质酸一起的话，先光子后再打这两样。肉毒毒素打完后 6 小时不建议平躺，同时透明质酸打完 5 天内，光子头挤压有使其移位的风险。后打光子的话，建议起码间隔 7 天。

果酸和光子可以同一天做，先果酸再光子，但是此时光子能量一定要调低，不然色素沉着和起水疱风险会增大。或者刷完果酸后，间隔 3 周再做光子。

脂肪填充后 2 个月内都不要再做有加热刺激的光电项目，特别是热拉提、热玛吉、Fotona4D 等都是禁止的，否则会大大降低新脂肪的存活率。光子虽然穿透不深，也建议间隔 2 个月以上再做，毕竟打完后要冰敷，冰敷也不利于新脂肪的再生。

光子和其他各项目的搭配方法和间隔时间，大家可以参照表 1–2。

表 1-2 光子嫩肤的联合搭配及间隔时间

搭配	前后关系	间隔时间	功效
激光类 皮秒、超皮秒、 调Q激光、点阵	不建议同天	间隔 3 周以上	提亮肤色、祛斑
水光	同一天	先光子	加快色素代谢，修复 激光后氧化应激
	非同天	间隔 2 周以上	
肉毒毒素、 透明质酸	同一天	先光子，后肉毒毒素或 透明质酸	改善轮廓、表情皱 纹、皮肤肤质及分层 抗衰
	非同天	间隔 7 天以上再光子	
果酸	同一天	先果酸，后光子	减少油脂分泌、祛 痘、去除痘印、缩小 粗大的毛孔
	非同天	间隔 3 周以上	
Fotona4D、 5D胶原光	不建议同天	间隔 3 周以上	皮肤紧致，促进胶原 再生，淡化法令纹
脂肪填充	脂肪填充后	间隔 2 个月以上	提升面部轮廓饱满度

小酒窝伊森的美肤小课堂

强脉冲光（IPL）
窄谱脉冲光（DPL）
完美脉冲光（OPT）
超光子（AOPT）
BB光（BBL）
怎么选择？

目前医美机构针对"光子嫩肤"项目，有几种不同类型的技术和仪器，适用于不同的脉冲，分别是 IPL、DPL、OPT、AOPT、BBL。

首先，IPL是最原始的强脉冲光。在能量上会有波峰，尖锐的能量峰容易导致皮肤烫伤和色素沉着。

OPT被称为完美脉冲。

AOPT（M22超光子）是OPT的升级版，每一个脉冲能量波形都能够独立调节能量。因此，OPT技术更加稳定和安全。

DPL是窄光谱，波长跨度为100 nm。比如，500 nm滤光片为500~600 nm波长，而OPT的560 nm滤光片为560~1200 nm波长的强脉冲光。因此，DPL的光谱更精准，而OPT的光谱穿透力更深。在祛痘控油上，OPT更具优势，而DPL更擅长处理皮肤红血丝。

BBL有15 mm×45 mm大光斑，所以治疗过程快。同时疼痛度低，比较舒适。该仪器能使皮肤紧致，具有抗衰效果。

/ 皮秒和超皮秒——强大的色素斑杀手 /

皮秒和超皮秒，到底哪个好？它们和传统的激光祛斑仪器有什么区别？要理解二者的区别，需要快速理解两个概念。

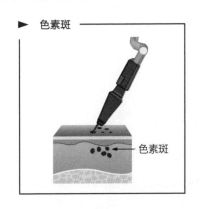

概念 1：皮秒

脉宽就是激光作用时长。皮秒是时长单位，那皮秒到底有多快呢？

1 秒（s）=1000 毫秒（ms）

1 毫秒（ms）=1000 微秒（μs）

1 微秒（μs）=1000 纳秒（ns）

1 纳秒（ns）=1000 皮秒（ps）

所以 1 秒（s）=1 000 000 000 000 皮秒（ps）

皮秒级激光，就是以一万亿分之一秒的时长对皮肤放射能量，速度非常快。

以往临床上用的皮肤科仪器都是纳秒级别的，速度比皮秒慢 1000 倍。速度越快意味着对于黑色素的爆破力越大，这也是皮秒级仪器出现的意义。而皮秒发出一下的时间是 750 ps，超皮秒是 450 ps，因此，超皮秒更快一些。

概念 2：波长

激光的波长在 280~1000 nm 时，波长越长，就相当于你拿着的武器越长，穿透皮肤也就越深，越能攻击藏得比较深的黑色素，比如黄褐斑、褐青色痣等。就像 UVA（长波紫外线）的穿透力比 UVB（中波紫外线）深，这个比较好理解。皮秒的波长 755 nm，超皮秒有 532 nm 和 1064 nm 的波长，相当于两把一长一短的武器。

所以听起来，超皮秒是不是比皮秒更厉害呢？错了，其实它们都是同一级别的仪器，都是专业皮肤科仪器，实力难分伯仲。但是蜂巢皮秒（因为该仪器有一个蜂巢治疗模式，所以被称为"蜂巢皮秒"）由于其波长对于黑色素的吸收峰值更高，用于祛斑和洗文身来得更直接。

皮秒和超皮秒在市面上的正常价格应该是差不多的，虽然每个机构的成本体系不一样，但如果某一样高出另一样 1.5 倍以上的话，其实是不合理的。

针对不同的皮肤问题，我给大家一个简单的选择原则（表 1-3），仅供参考。

表 1-3　皮秒、超皮秒的各自优势

皮秒	超皮秒
雀斑、晒斑、老年斑、咖啡斑	黄褐斑、褐青色痣、太田痣
黑色文身	红色文身
提亮肤色、美白	紧致抗衰、收缩毛孔

从技术上讲，皮秒级激光与传统的激光相比有两个优势。

第一，皮秒级激光打在皮肤上除了光热作用，还有机械性的冲击波作用。这种冲击波会辐射到周围组织，使皮肤全层更紧密，从而起到嫩肤、收缩毛孔的作用，也就是医美行业人士所称的"空泡效应"。

第二，皮秒级激光速度快，所以损伤小，不容易色素沉着反黑，同时对于黑色素颗粒的爆破性更强。

皮秒项目的注意事项

不良反应

下文括号中为占比率，即为可能产生的不良反应所占的比率，并不表示所有治疗中都会出现。

各项目适应度 （效果 1~100 分）	
文身	90 分
色素沉着	80 分
色素斑	80 分
美白提亮	60 分
收缩毛孔	60 分
痤疮	50 分
红血丝	30 分

● **色素沉着（70%）**

● **起水疱（20%）**

● **色素脱失（10%）**

色素脱失与能量过大、操作时间过久、黄褐斑皮肤问题较为相关。适当缩短治疗时长、控制能量的输出可以起到一定的预防作用。

疗程

平扫模式：最短间隔 21 天，平均每月一次。皮肤问题稳定后，可延长至 2~3 个月一次。

色素斑爆破模式：最短间隔 2 个月以上，原来位置可进行第二次爆破。

市场参考价格

1000~3800 元/次。

/主打抗衰紧致的Fotona4D/

Fotona4D在2020年随着综艺节目和明星代言，可谓大火。其实，它早在2015年就已经被引入中国，在此期间，Fotona设备在各机构中都没有找到特别明确的定位，直到2019年才开始逐渐明确其在面部抗衰中的作用。包括我自己所在的医院，也对该仪器在面部皱纹上的作用做了大量的研究，发表的结果还是比较令人满意的。

Fotona4D的作用原理为1064 nm和2940 nm铒激光。特点为可调节脉宽，控制不同激光的穿透深度。

与其他激光类仪器不同的是，Fotona4D更多针对的不是皮肤肤色、黑色素增生疾病的问题，而是抗衰紧致。比如，改善面部轮廓松弛下垂、法令纹、木偶纹、眼袋、黑眼圈等问题效果显著。

► Fotona4D

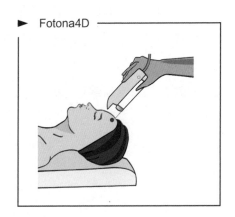

Fotona4D 全模式深度揭秘

● **口内紧致（口内收紧治疗）**

　　时间：3~5 分钟。

　　作用：紧致口内黏膜。

　　肤感：无痛感、热感，会听到口腔内发出"呱呱呱"类似青蛙叫的声音。

● **真皮层促胶原**

　　时间：15~20 分钟。

　　作用：淡化眼周细纹、法令纹等真性皱纹，促进胶原新生。

　　肤感：过程中最热的一步，容易有烫感。

● **表皮祛黄 & 焕新**

　　时间：3~5 分钟。

　　作用：面部祛黄、淡化黑眼圈、私密部位皮肤祛黑。

　　肤感：提亮模式下无感觉，微剥脱的模式会有一点刺痛，但完全不需要敷麻药。

● **深层提拉 & 溶脂**

　　时间：20~30 分钟。

　　作用：筋膜、韧带、脂肪组织加热，起到轮廓提升的作用。单独做眼周可以起到收缩眼袋脂肪的作用。

肤感：自内向外的热感，不痛不烫，像在做SPA的感觉。

以上这几个都是在全面部用的模式，如果用于痘痘、红血丝、扁平疣等皮肤问题，还会额外增加几个模式，这里就不赘述了。

Fotona4D项目的注意事项

不良反应

下文括号中为占比率，即为可能产生的不良反应所占的比率，并不表示所有治疗中都会出现。

● **皮肤变干燥（50%）**

● **肿胀（30%）**

各项目的适应度 （效果1~100分）	
法令纹	70分
口角囊袋	70分
下颌缘轮廓	60分
收缩毛孔	60分
黑眼圈	50分
眼袋	40分
美白提亮	20分

● **烫伤起疱（20%）**

Fotona溶脂模式，它的原理是先造成脂膜炎，即脂肪炎症导致脂肪细胞死亡，从而达到消脂的目的。所以治疗后第二天很多人会出现皮肤肿胀发硬、疼痛的现象，有时还会肿成大小脸。这是一个正常的过程，如果不能接受的话，那就要谨慎选择溶脂模式。

疗程

最短间隔1个月，最长间隔3个月。建议每年6~8次。

价格

3000~8000 元/次。

小酒窝伊森的美肤小课堂

> 激光类项目的共同禁忌人群

● 暴晒过后的人群

军训、海边活动、爬山等户外暴晒过后，很多人晒黑了，急了，立马过来要打激光，想白回来。奉劝大家不要这么做，此时黑色素细胞处于活跃状态，打激光反而会刺激身体产生更多的黑色素，使整张脸更黑。要美白，起码要间隔2周后再做。

● 黄褐斑处于活跃期的人群

活跃期的黄褐斑，黑色素细胞特别容易受到刺激，色素斑会加速进展，变得更黑、范围更大。任何激光皮秒、超皮秒都不建议做，特别是光子嫩肤强脉冲光，容错率更低。此时可以用保守的方式进行调理，等到了稳定期再尝试医美。

● 口服异维A酸的人群

异维A酸会让皮肤出油少，减少角质过度增生，造成皮肤屏障功能弱，此时打激光更容易产生皮肤敏感、色素沉着、皮炎等一系列不良反应。

● **问题皮肤人群**

有光敏性皮肤、白癜风、红斑狼疮、黑色素痣（长痣位置不可）等问题的人群，不要做。

● **怀孕及哺乳期人群**

怀孕和哺乳期间暂时不要做，备孕期间可以做。

/想做激光，但听说会反黑/

每个月门诊都会遇到一些打了激光祛斑但又反黑的求美者，治疗位置比没打之前还要深，范围还扩大了。她们一般情绪都很激动，本想要美容美白，却反而更黑了，后悔当初做了激光，感觉还不如不做。

那为什么会反黑呢？如何避免呢？若是反黑了，又该怎么处理呢？

反黑的 3 种表现

（1）全面部皮肤均匀变黑

大多因为 2 周内刚暴晒过，黑色素处于活跃阶段，再打激光，皮肤会错认为你又出去晒了，于是赶紧分泌黑色素保护自己。

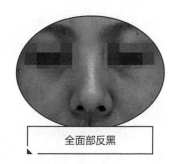

全面部反黑

（2）局部爆破位置反黑

色素斑的位置爆破结了痂，7 天掉痂后，该位置肤色白了 2 天，然后立马又黑了。这属于经典的反黑，黑色素色素斑其实已经去掉了。

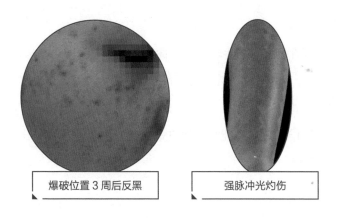

爆破位置 3 周后反黑　　　　　　强脉冲光灼伤

（3）光子嫩肤打出一条条杠杠

这是由于能量太高，皮肤灼伤的反应，一般当天会结痂，几天后脱皮，包括打出水疱后的色素沉着也是。

反黑的原因有哪些？

（1）炎症反应

反黑的机制其实和黑色痘印一样，都是由炎症介质导致的。术后当场给予充足时间的冰敷，立马涂上左旋维生素 C 类产品抗氧化应激，就可以在一定程度上降低反黑概率。建议回家后 3 天内小心处理皮损位置，减少生水接触、过度摩擦而导致的炎症、继发色素沉着。

（2）自身肤质

在莱斯利·褒曼医生的分型中，有一种肤质叫色素沉着型，这类人容易长痘也容易留下痘印，戴眼镜鼻梁都容易压出色素沉着。所以如果你属于色素沉着型的话，做好心理准备，你就是经常容易打激光反黑的肤质。

（3）色素斑类型

比如褐青色痣、老年斑、日光性黑子这种类型的色素斑爆破，反黑概率较高，需要做好一定的思想准备。

（4）操作方式

有些操作者喜欢高能量、激进的方式，患者往往容易出现水疱、加重炎症反应。

反黑了该怎么办？

（1）外调方式

①纯粹发黑的，临床会使用氢醌，但它刺激性大，容易激发屏障问题。因此，日常可以用氢醌的衍生物，这样会安全一些，效果也不错。譬如 377 [①] 和熊果苷，可以全面部涂抹。

②起了严重水疱的，在起水疱期间涂抹湿润烧伤膏和红霉素，可加快创面愈合。水疱结痂掉了后，涂抹多磺酸黏多糖乳膏可预防瘢痕。

③如果反黑 1~2 个月都不见下去的，可以用 8~10 mm 大光斑的低能量激光，用超皮秒进行平扫。但是操作时间要短，扫久了可能造成反黑进一步加重。

---

① 2021 年 12 月，国家市场监督管理总局下架了大量添加有 377（苯乙基间苯二酚）的普通化妆品，而此后不予添加 377 成分的普通化妆品获批。因此流传出了"377 被禁""377 禁用"的传言。其实不然。我国化妆品的批文分为非特殊用途化妆品（普通化妆品）和特殊用途化妆品批号。特殊用途化妆品包含了防晒、育发、染发、祛斑（美白）、防晒等种类。特殊用途化妆品有独特的功效，成分相对有风险，因此有更严格的检测和过审条件。377 为单纯的美白类成分，并没有其他护肤作用，因此为美白祛斑类成分，只能在美白祛斑类化妆品中添加。有部分商家的产品添加了 377，但申请的是普通化妆品批号，并宣称有美白祛斑作用，这是不规范的操作，因此才会被相关部门下架。也就是说，377 本身并没有被禁。

（2）内调方式

如果是大面积、多数量的反黑，内调也可以加速皮肤对于黑色素的代谢。建议多吃大枣、猕猴桃、草莓等维生素C、维生素E含量高的食物。

但要避免食用下列食物，如表1-4所示。

表1-4　光敏性食物

蔬菜	香菜、芹菜、灰菜、胡萝卜、芥菜、莴苣
水果	杧果、菠萝、柑橘
海鲜	泥螺、虾类
中药	荆芥、防风、白芷、补骨脂

以上这些食物都是光敏类食物，会增加紫外线的吸收，加重反黑的概率和程度，建议在治疗期间减少摄入。但是咖啡、酱油、黑芝麻、黑豆吃了都不会造成反黑和色素沉着。

这里再给容易反黑的求美者推荐一个茶饮小方：薏苡仁5克、茯苓3克、陈皮3克，开水冲泡，可益气健脾，化湿驱浊。中医认为，痰湿郁结会形成色素堆积，使得皮肤暗沉，更容易引起激光后反黑，痘痘留下痘印。因此，激光和暴晒后，要注重健脾化湿。

还有就是要保持良好的心态，不然越焦虑越睡不着，更容易产生色素的堆积。

反黑是一个过程，无论你是否去处理它，它最终都会消退。快的1个月，慢的6个月到1年。一般来说，不过度关注也是一种积极的应对。

射频超声——还你紧致肌肤

医美消费大趋势在短短几十年间，从手术转变为微创注射，再到无创年轻化。求美者也逐渐趋向于理性，越来越多的人希望通过无创仪器治疗来保持年轻紧致的皮肤状态，而不想做大风险的变脸项目。下面为大家解读一下当前热门的射频类项目，以及它们分别能够解决哪些皮肤问题，如何为你的美丽加分。

/快速通晓各类射频项目/

表 1-5 带你快速了解一下 4 种光电项目属性。

表 1-5 4 种光电项目属性详解

项目	热玛吉	Fotona4D Pro	聚焦超声	热拉提
治疗原理	采用 6 MHz 高能 RF 准单极射频，一次治疗可达到较好的作用	属于双波长激光，采用 1064 nm 和 2940 nm 的铒激光，共 4 个模式内外联合，分层治疗	聚焦式超声波，在面部表浅肌肉腱膜系统（SMAS 层）加热至 75℃，收缩胶原	40.68 MHz 频率的聚焦相位射频，在皮肤浅、中、深层加热

项目	热玛吉	Fotona4D Pro	聚焦超声	热拉提
作用深度	4.3 mm	表皮层、真皮层、皮下脂肪层	1.5 mm、2.0 mm、2.5 mm、3.0 mm、3.5 mm、4.0 mm、4.5 mm	1.5 mm、2.5 mm、3.5 mm、4.5 mm
治疗层次	真皮层	表皮层、真皮层、皮下脂肪层、黏膜层	真皮层、SMAS	皮下真皮层皮下脂肪层
作用效果	提升紧致、淡化皱纹、改善肤质	提升紧致、淡化皱纹、改善肤质、瘦脸溶脂	提升紧致、淡化皱纹	提升紧致、淡化皱纹、改善肤质、瘦脸溶脂
维持时间	最佳效果在2~6个月，单次可维持0.8~1年	最佳效果在2~4周，单次可维持2~3个月	最佳效果在2~6个月，单次可维持1~2年	最佳效果在2~4个月，单次可维持2~3个月
适合年龄	20岁以上	20岁以上	30岁以上	20岁以上
是否能溶脂	否	能	否	能
治疗时长	60分钟左右	60~90分钟	40分钟	30~60分钟
是否需要表面麻醉	需要	无须	可能需要	无须
疗程间隔	每年1~1.5次	每年6~8次	每年0.5~1次	每年6~10次
皮肤损伤及副作用	小	小	大	小

/热玛吉——医美界的大明星 /

热玛吉仪器的Therma Cool制冷技术可以将 4.3 mm下真皮层加热至 65 ℃以上，有破坏胶原氢键结构的作用，可使其三螺旋形态收缩，紧致提升，并在后期形成一个持续性的胶原活跃期。

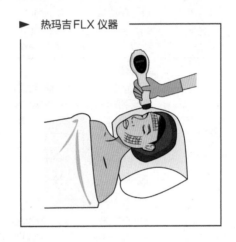

► 热玛吉FLX 仪器

我作为国内热玛吉官方双认证的医师，在该项目的操作上积累了一些经验，借此机会和大家剖析一下热玛吉的实质。

热玛吉项目的注意事项

不良反应

下文括号中为占比率，即为可能产生的不良反应所占的比率，并不表示所有治疗中都会出现。

● 皮肤干燥（80%）

射频的高热可以引起皮脂腺的收缩，减少油脂和汗液的分泌。因此治疗后，部分人会觉得皮肤干燥不适。该症状在使用保湿面膜、精华、乳霜后就可以即刻缓解，无须过度焦虑。

各项目的适应度（效果 1~100 分）	
皮肤紧致	75 分
法令纹	60 分
收缩毛孔	60 分
嘴角赘肉	60 分
下颌缘轮廓	40 分
眼袋	40 分
美白提亮	30 分
溶脂瘦脸	25 分
黑眼圈	20 分

● 烫伤起疱（70%）

热玛吉治疗过程中的面部网格就是为了起到标记能量发射的顺序，避免短期重叠。

热玛吉导致的水疱，一般分为以下几种形式。

▶ 湿疹样水疱

表现：直径小于 1 cm 的水疱，面颊外侧多见，一般 3~5 个。

原因：能量接近临界点。

处理：无须处理，1~2 天会自然消退。

▶ 大水疱

表现：直径超过 1 cm 的水疱，单发，不超过 3 个。

原因：能量过高或静脉麻醉状态下操作。早些年，因为热玛吉疼痛度较高，很多机构为了优化用户的体验感，会进行静脉麻醉。官方是非常不建议该方法的，因为热玛吉的能量并非绝对标准量化，是需要求美者表达主观感受来协调医生的能量调节。热玛吉在 3 代后，疼痛程度有了明显的下降，因此通过表面麻醉就可以进行。

处理：注射器抽取疱内液体。伤口位置涂抹红霉素，预防感染。

▶ 全面部密集水疱

表现：全面部密密麻麻、均匀地出现直径小于 1 cm 的水疱。

原因：热玛吉治疗头有破损，加热不均匀，或个人体质原因。

处理：破溃和掉痂前涂抹红霉素，掉痂后涂抹多磺酸黏多糖软膏 1 个月。

热玛吉做得越痛，效果越好吗？

绝对不是！热玛吉引起的疼痛感是因人而异的，主要和能量、个人体质、皮肤状况相关。例如，热玛吉属于射频，男性皮肤角质层厚，电阻抗大，能量穿透就会弱，因此男性疼痛度较低。如果是敏感性皮肤、角质层薄或常充血泛红，导电率就强，因此能量相对就会偏强，比一般人觉得要疼。

一般情况下，官方指导能量为面部 3.0~4.5 挡，眼部 2.0~3.5 挡。整个治疗过程，操作能量由高向低递减，根据患者自身反馈疼痛度进行调节。因此，使用过大能量、静脉麻醉都是错误的方式，会大大增加起水疱的概率。

/想紧致又怕疼？试试热拉提/

我是在 2015 年接触到热拉提的，当时上海只有两台正规的机器，

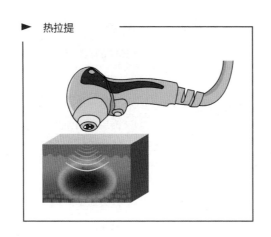

▶ 热拉提

外观还未升级成红色，一台在上海第九人民医院，一台就在我所在的机构。当时对于改善皮肤紧致度、收缩嘴角赘肉，大家最先考虑的是线雕、超声刀等，考虑射频类仪器的极少。

热拉提的作用原理是通过 40.68 MHz 的高频波，以正弦波的形式放出，在真皮或皮下加热组织。通过射频波的相位调整，使其在皮下特定深度 1.5 mm、2.5 mm、3.5 mm、4.5 mm 进行作用和加热。它的特色功能就是面部溶脂。

相对于其他的无创射频，热拉提因为其相位聚焦射频的工作原理，可以将射频作用于特定的皮下深度，进行脂肪细胞的加热收缩，促进代谢，从而起到溶脂的作用。有研究表明，射频治疗深度 19 mm，且脂肪层加热至 43~45 ℃，维持 15 分钟以上，治疗 9 天后，出现脂肪细胞体积损失和重塑表现。另外，上海第九人民医院董继英主任用带皮猪肉进行实测，发现聚焦相位射频最深可以作用至 4~5 mm 的深度。

热拉提项目的注意事项

各项目的适应度 （效果 1~100 分）	
溶脂瘦脸	75 分
皮肤紧致	70 分
嘴角赘肉	70 分
法令纹	65 分
收缩毛孔	60 分
下颌缘轮廓	40 分
美白提亮	30 分
眼袋	20 分
黑眼圈	10 分

不良反应

下文括号中为占比率，即为可能产生的不良反应所占的比率，并不表示所有治疗中都会出现。

● **烫伤起疱（80%）**

● **面部红痧（60%）**

热拉提最早进入中国时，沿用的还是滑动吸附提拉手法。负压加滑动，会形成刮痧样的红色皮下出血的表现，需要 1~3 天恢复。对于月经期和凝血功能差的人群，需要恢复的时间更长。之后因为体验度的问题，该手法已被优化。

● **肿胀疼痛（30%）**

溶脂操作后，部分人第二天会出现脸颊肿胀，像含了一块糖。手摸上去或捏上去触感较硬，肿胀位置还会有压痛感。该表现为脂膜炎，通常 5~7 天后消肿，随后脂肪细胞会减少，这是一个正常的溶脂过程。

小酒窝伊森的美肤小课堂

> 热玛吉和热拉提怎么选？

同样是抗衰紧致的射频项目，热玛吉和热拉提该怎么选择呢？可参考表1-6。

表1-6　热玛吉及热拉提属性详解（双热属性详解）

项目	热玛吉	热拉提
射频	准单极	单极＋双极
频率	6 MHz	40.68 MHz
作用深度	4.3 mm	1.5 mm、2.5 mm、3.5 mm、4.5 mm
作用层次	真皮层、筋膜层、皮下组织	
效果	轮廓紧致提升、肤色提亮，收缩毛孔、淡化法令纹、木偶纹、抬头纹等	
治疗次数	1次/年	4~6次/年
市场价	12 000~25 000元/次	2000~3000元/次
疼痛度	痛	基本不痛
年龄	＞25岁	＞20岁
溶脂	无	有
过程时间	局部麻醉30分钟＋操作40分钟	操作40~60分钟
效果保持（单次）	9~12个月	2~4个月
不良反应	烫伤起水疱反应	

根据我的治疗经验，简单给大家一个选择的参考。

25岁以下，优先选择热拉提。如果工作时间忙，直接选热玛吉；如果怕疼，选热拉提；如果想改善眼周皮肤松，选热玛吉；如果想改善嘴角赘肉、婴儿肥，选热拉提；如果想改善法令纹重，可以选热玛吉。

如果是医美刚入门的小白，想先观望观望，可以先选择热拉提，毕竟不贵，容错率高，效果不满意可以随时改方案。

热玛吉一次做完就完了，胜败在此一举，所以一定要找正规机构，用正规仪器，治疗头打开包装之前一定要确认是不是你首次扫码的时间。医生也是很重要的，因为只有一次机会，所以有的医生自己压力也大，担心效果不好，要给你能量加到最高。而有的求美者心理预期是非常疼的，实际操作中若觉得尚能忍受反而会质疑效果，因此，反向输出压力给操作医生，倒逼医生调高能量操作，最终结果就是容易烫伤出水疱。所以说，热玛吉怎么选机构和医生还真是个技术活儿。

总之，大家可以根据自己的情况来选择适合自己的项目。如果对自己的要求很高，预算又充足，"双热"也可以搭配。先热玛吉，接下来每 3 个月一次热拉提进行维护，综合抗衰老作用还是不错的。

/ 超声——松弛下垂脸的大救星 /

2019 年的时候，有一位 42 岁的求美者来我的门诊，想体验射频类仪器。面诊时，我发现她鼻唇沟（法令纹）、口角纹（木偶纹）明显，有严重的组织下垂表现，面部出现了倒三角的形态。当时我根据她的诉求和风险承受力，推荐她尝试一下超声，她也同意了。当场做完后，法令纹和木偶纹明显缩短。过了 3 个月，她再来复诊时，对比术前的照片，她的倒三角脸型已经得到明显的改善，恢复到了生梨型，下方V形提升，上方苹果肌脸颊显得更饱满。求美者自己也非常惊喜，没想到会有如此大的变化。

但是超声对每个人都有如此好的效果吗？它就没有风险和副作用吗？

请按捺住冲动，听我客观分析。

我最早接触到的是美国的Ulthera超声设备，近几年市面上也出现了较多的韩版、欧版超声设备。2021年，我国获批第一台用于面部紧致的聚焦超声设备由国内公司研发和生产。可见我国在医疗设备的研发技术上，也在不断地更新和迭代。

▶ 超声仪器

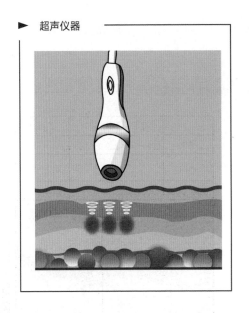

超声的原理是通过高能聚焦超声波在皮下特定深度达到70~75 ℃形成高温的热损伤，从而收紧SMAS层，目前可定位的层次在1.5 mm、

3.0 mm、4.5 mm深度。而国产的超声设备聚焦温度控制在 50~60 ℃，热凝固范围 0.7~1.5 mm，因此反而更加安全，对皮肤的损伤较小。

超声波的作用层次更深，最深直达 4.5 mm，该位置为SMAS层、脂肪层所在，超声波在此层次能够起到紧致皮肤的作用。且超声的能量是点状的，因此可以隔开表皮层、真层皮，直接达到目标位置进行打击，有点"隔山打牛"的意思。而射频类仪器虽然直接在真皮层加热，但热能量是扩散的，向四面八方散开传导，因此传导到表皮层不能超过 43.8 ℃（疼痛阈值），若传导到表皮层超过 45 ℃，就会引起真皮层与表皮层的分离形成烫伤。因此，射频的升温和能量都受到了表皮层的制约。

我们拿超声刀和热玛吉做个举例说明，帮助大家理解超声和射频作用原理的不同。

► 超声刀和热玛吉作用原理对比

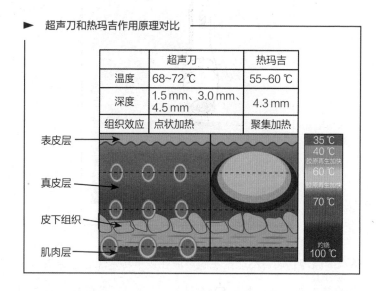

	超声刀	热玛吉
温度	68~72 ℃	55~60 ℃
深度	1.5 mm、3.0 mm、4.5 mm	4.3 mm
组织效应	点状加热	聚集加热

表皮层
真皮层
皮下组织
肌肉层

35 ℃
40 ℃
胶原再生加快
60 ℃
胶原再生加快
70 ℃

灼烧
100 ℃

超声刀项目的注意事项

不良反应

下文括号中为占比率，即为可能产生的不良反应所占的比率，并不表示所有治疗中都会出现。

各项目的适应度 （效果 1~100 分）	
皮肤紧致	85 分
溶脂瘦脸	75 分
法令纹	65 分
嘴角赘肉	60 分
收缩毛孔	50 分
下颌缘轮廓	40 分
美白提亮	30 分
眼袋	0 分
黑眼圈	0 分

● 肿胀酸痛（85%）

因为传统超声的破坏作用，大部分人在当天做完后都会产生肿胀或组织摸上去发硬的症状。有些人还会在面部皮肤上摸到一棱棱的条索状鼓起，该情况一般会在 1~3 周之内消退。还有部分人会出现牙齿周围皮肤酸痛、隐痛的不良反应，但也会逐渐自愈。

● 面颊凹陷（70%）

传统的超声设备作用于筋膜层有相当高的温度，有网友戏称为"烤肉原理"。这么比喻不完全对，但两者也有共同点。烤肉是整个平面在 200 ℃高温下的烫伤，超声刀是点状的在 75 ℃下的热破损。破损后的修复和伴随的组织粘连，在视觉上的确会有皮肤轮廓紧致的效果。但有些人会出现面颊凹陷，在颧骨下的位置外观上会出现条状的阴影带，好像化妆打了侧影一样。

● 凹坑（30%）

传统超声设备，一旦打出水疱（属于深度损伤），意味着皮肤从深层到浅层都会溶解，并形成隧道状的凹陷，类似于冰锥状的痘坑，后续需要通过透明质酸的填充、点阵磨皮，甚至外科手术来修复。因此，切忌能量过高或在同一位置上重复操作。

● 面神经损伤（20%）

超声聚焦的层次较深，操作规范就可以避开一些面神经浅支的位置。但是难免有人的面神经位置分布和他人有一定的差别。我就在2020年处理过一起在美容院因非正规人员操作而导致的面神经损伤的病例，患者表现出讲话口角歪斜的症状。

判定超声损伤严重程度

求美者可以在家按以下方法自行判断超声损伤严重程度。

方法一：用水漱口。若漱口过程中，有水不自觉地从口周溢出，则表示神经功能损伤严重。

方法二：闭嘴鼓腮。把腮鼓到最大，停留5秒。若有不自觉的漏气，则表示神经功能损伤严重。

若在治疗后出现表情不对称等面瘫不良反应，可以做上述2个自测。若以上两个自测均为正常，则并无面神经功能的严重损伤。可能是由于术后组织肿胀引起的面部表情暂时性的僵硬、不对称。无须太过担忧，短时间内就会恢复。

如经过判断后确实出现了损伤，第一时间还是要去相关医院进行治疗。根据严重程度，可以通过消肿、针灸、注射神经营养针等方式恢复面部正常运动。

以上为超声设备最严重的副作用，一般恢复时间需要 2 个月以上。因此建议求美者一定要在正规机构、专业医生那里进行操作。

小酒窝伊森的美肤小课堂

> 紧致 3 宝：热玛吉、超声刀、Fotona4D，该怎么选呢？

疼痛度：热玛吉＞超声刀＞Fotona4D

皮肤创伤度：超声刀＞热玛吉＞Fotona4D

如果你只想体验一项

皮肤松弛下垂严重，如法令纹、木偶纹明显、嘴角赘肉多，优先选择超声刀。

怕疼，伴有肤色暗沉，优先选择Fotona4D。

静态纹多、毛孔粗大，优先选择热玛吉。

年龄越大，越适合超声刀。

年纪轻，入门可选Fotona4D。

当然，你也可以选择 3 者搭配：超声刀 1 年 2 次，热玛吉 1~1.5 年 1 次，Fotona4D 1~2 个月 1 次。

我的建议，大项目中超声刀和热玛吉一年中二选一，除非你是年龄＞35 岁或皮肤重度松弛，可以考虑"热超"联合。两者之间间隔 3 个月以上。Fotona4D 作为日常养护，做完"热超"联合之后间隔 1 个月以上再做。如果先做了Fotona4D，间隔 1 个月以上就可以做

"热超"联合了。

Fotona4D和热玛吉做完后，皮肤特别容易干，可以在2周后进行水光补水，既能缓解干燥，又可以帮助真皮层补充营养，加快胶原蛋白的再生。超声刀因为作用的层次太深，所以对皮肤屏障的影响比较少，干燥、敏感的不适感很少见，但是有些人会有酸痛的感觉。

注射类

近些年，肉毒毒素、玻尿酸、水光针这些注射类美容项目火得一塌糊涂，很多爱美人士恨不得一见面就互相询问：最近又去打（肉毒毒素、玻尿酸等）了吗？那么，就让我来带大家了解一下这几类注射类美容项目各自的作用、隐藏功能及注意事项。

/ 肉毒毒素——不只除皱、瘦身这么简单 /

肉毒毒素是以除皱而闻名的，我平时操作的70%注射类美容项目和肉毒毒素相关，可见肉毒毒素的应用相当广泛。

A型肉毒毒素（BOTOX）是肉毒梭状芽孢杆菌在其繁殖过程中产生的细菌外毒素，可抑制神经末梢乙酰胆碱的释放，使肌肉松弛，在整形外科、神经内科、眼科等多个科室均有非常广泛的应用。

肉毒毒素可以改善哪些皱纹？

以下注射用A型肉毒毒素的使用剂量仅供参考，具体情况以面诊为主。

（1）抬头纹

抬头纹是额部肌肉紧张导致的。额肌的面积很大，会用到25~50 U [①] 的剂量。肉毒毒素起效快，第一次注射的人可能第二天就会发现抬头纹消失了。在抬头纹处注射可产生严重的不良反应，如出现挑眉、眼睑下垂、高低眉等。

（2）川字纹

眉间的皱纹，是由降眉肌、降眉间肌、皱眉肌3块肌肉组成的眉间复合体。因此，要打的部位和针眼相对较多，使用剂量在10~20 U。起效也相对慢，需3~7天后见效。

（3）鱼尾纹

处理鱼尾纹，用量需要控制精准，该部位如果注射量多，会在视觉上产生明显的表情不自然、怪异。双侧用量在10~15 U。有些男同胞，特别是健身运动爱好者，鱼尾纹会向外延伸至面颊，形成放射状、爪样皱纹。这种大型的皱纹，剂量使用会更多。

（4）鼻背纹

鼻背纹因笑起来时鼻子会纠在一起而产生的。是否有鼻背纹，和笑容习惯也有很大的关系。一般在皱纹多的地方进行点位注射，用量不多，10~15 U即可。

---

① 肉毒毒素的标准剂量单位，通常一整瓶含100 U。

肉毒毒素的瘦身作用

肉毒毒素可以使肌肉松弛并从外观上缩小体积，所以它除了是抗皱的一把好手以外，也经常被用来注射于身体多个部位，达到"瘦身"效果。

（1）瘦脸针

咬肌肥大，显得脸宽。因此使用A型肉毒毒素进行咬肌位置的注射，促使其萎缩，可以使面部轮廓更小，尽量呈"V"形。但是咬肌本身属于大块肌肉，用量也比较大，多为50~100 U，基本上都会消耗掉一整瓶。咬肌不大的人群，或者近期刚打过的人，可以用50 U左右的小剂量维持。

很多打完瘦脸针的求美者，会发现咬肌收缩了，但是法令纹却加深了，甚至身边有人说她脸小是小了，但是怎么感觉脸反而垮下去了呢？咬肌体积大，本身就起到了支撑皮肤的作用，体积减小也会使皮肤失去支撑，从而下移。这种情况可以通过注射具有轮廓提升作用的产品来放松颈阔肌，颈阔肌放松后，颈部向下拉皮肤的力量就弱了，那面部皮肤整体就会向上提升一些。注射部位在下颌缘的附近，选择微滴注射，剂量在20~40 U即可。

（2）瘦肩针

圆肩、肩部斜方肌大，夏天穿衣服会稍显不够美观。可以在斜方肌的位置注射100~200 U肉毒毒素，让肩膀显得更薄，人整体更瘦，但是最终效果因人而异。

（3）瘦腿针

瘦腿针只针对小腿粗的情况，注射剂量在200~300 U，相对较多。解决的是因为经常跑步、举重等运动而出现的小腿肌肉（腓肠肌）肥大。脂肪多和大腿粗都不能通过肉毒毒素来改善。术后要注意有没有头晕、恶心的反应，在医院中休息观察 30 分钟后再离开。

肉毒毒素的隐藏升级功能

（1）针对狐臭、多汗症

A 型肉毒毒素可阻止支配汗腺的神经末梢释放乙酰胆碱，从而达到止汗的作用。因此，手掌、脚底、腋下多汗的人群可以通过注射肉毒毒素来减少出汗量，避免社交时的尴尬。特别是夏季腋下汗多，以及有狐臭的问题，一次注射可以保持 3 个月以上。因此，狐臭不严重的人群，可以选择注射肉毒毒素，一年只需一次，即可帮你安全度过夏季，且没有手术那样术后留疤影响外观的风险。双侧剂量基本在100 U 以内。

（2）毛孔粗大、油脂分泌旺盛

将少量的 A 型肉毒毒素通过水光针的方式导入真皮层，可以减少面部皮脂腺的分泌，起到控油、缩小毛孔的作用。适合于油性皮肤、痘痘肌、玫瑰痤疮、脂溢性皮炎等皮肤问题，同时也可以改善毛孔粗大。但是衰老性的毛孔粗大和干性皮肤不要使用肉毒毒素进行全面部的水光导入，因为会进一步加重皮肤衰老和干燥的问题。

（3）预防瘢痕形成

肉毒毒素有降低创面周围的张力、抑制瘢痕组织里成纤维细胞增生、促进瘢痕组织里胶原纤维降解、降低转化生长因子 β 活性等作用。可起到减轻瘢痕增生，减轻瘢痕组织炎症瘙痒、红肿的作用。目前，面部色素痣切除后、甲状腺术后，都会在缝合的伤口周围进行肉毒毒素的注射，持续 3~6 个月，可以有效抑制瘢痕增长，是临床常用的方法。

（4）减轻疼痛

肉毒毒素能阻断疼痛介质的释放或传导，抑制炎性神经递质 TNF-α、IL-1β、神经激肽A的mRNA表达水平和蛋白含量，减少外周疼痛信号传入中枢，从而起到减轻疼痛的效果。在减轻带状疱疹遗留的神经疼痛、慢性偏头痛、关节炎、糖尿病神经痛方面都有不错的作用。

（5）用于其他皮肤病的治疗

针对银屑病、雄激素性脱发、天疱疮、慢性皮肤瘙痒症等，都有不错的辅助疗效。

以上肉毒毒素的功能，都被长期运用于皮肤科的临床中，可见肉毒毒素除了可以美容，在其他方面的应用也是非常广泛的。

我国批准的肉毒毒素产品（截至 2022 年）如表 1-7 所示。

表 1-7　我国获批的肉毒毒素简介

产品名	兰州衡力	保妥适（Botox）	吉适（Dysport）	乐提葆（Letybo）
品牌地	国产	美国	英国	韩国
类型	A型肉毒毒素	A型肉毒毒素	A型肉毒毒素	A型肉毒毒素
起效时间	72 小时	48 小时	24~48 小时	48~72 小时
维持时间	4~6 个月	4~6 个月	4~6 个月	3~6 个月
扩散度	大，10 mm	小，5 mm	中，7 mm	小，5 mm
单瓶剂量	100 U/50 U	100 U/50 U	300 U	100 U
国内批准时间	2012 年	2009 年	2020 年	2020 年

肉毒毒素的注意事项

首先，我们先来说说肉毒毒素的不良反应。

（1）全身中毒表现

表现：发热、呼吸/吞咽困难、乏力、皮疹。

处理：第一时间就医；A型肉毒毒素的抗毒素治疗。预防措施：单次注射量不能超过 400 U，目前某些地区已经限制单次注射量不超过 200 U，以防止过高剂量出现的不适反应。

（2）过敏反应

表现：全身皮肤潮红、瘙痒、风团。

处理：地塞米松静脉滴注、口服抗过敏药物。

（3）上眼睑下垂

表现：额肌注射肉毒毒素后，出现单侧甚至双侧眼睑抬动无力，睁眼不全。

处理：A型肉毒毒素的抗毒素治疗；等待自然恢复，一般 1 周后可相对改善，4 周后完全恢复。

（4）复视、视物模糊

表现：多见于斜视患者，发生率为 2%。

处理：A型肉毒毒素的抗毒素治疗；使用滴眼液保持眼睛湿润。

（5）表情僵硬，笑容怪异

表现：鱼尾纹外注射及瘦脸针注射后，笑容和表情不自然。这是因为剂量过大或肉毒毒素扩散到周围肌肉组织。

处理：不处理，因为 2 周左右就会恢复；使用针灸、射频等方式加快循环和代谢。

打完肉毒毒素后的第一时间如下面这么做，可以减少不良反应的发生。

① 6 小时内避免平躺，因为平躺容易导致肉毒毒素的游离。

② 3 天内不要按摩、热敷注射部位。

③ 针眼处 6 小时内避水。

④ 注射后 1 个月内避免使用氨基糖苷类药物，如链霉素、卡那霉素、庆大霉素、妥布霉素、阿米卡星、依替米星、核糖霉素、奈替米星、小诺米星等。

进口肉毒毒素一定比国产的好？

进口肉毒毒素在价格上是国产肉毒毒素的 2~3 倍。这个跟进口肉毒毒素的品牌定位、关税有一定的关系。从效果上说，进口和国产的肉毒毒素保持时间基本是一致的。虽然近年有些新获批的肉毒毒素品牌宣称起效时间更快和保持时间更长，但还是因人而异，不能盲目选择。

真正的区别在于：进口肉毒毒素的弥散度在 0.5 cm 左右，国产肉毒毒素在 1~1.5 cm。因此进口肉毒毒素在表情纹的处理上更加精准，不容易影响周边肌肉，导致表情僵硬。而弥散度大的国产肉毒毒素对于咬肌、斜方肌、腓肠肌这些大肌肉更加有优势，因为弥散大，所以更均匀。

/玻尿酸——让你的脸部线条更完美/

提到玻尿酸，大部分求美人士最关注的几个问题是：打玻尿酸脸会僵吗？鼻子打玻尿酸会像"阿凡达"吗？注射玻尿酸的风险是什么？我们先来看看玻尿酸是怎么作用于美容的。

交联型玻尿酸是通过交联剂将透明质酸粘连在一起，形成稳固的状态，可以起到减缓代谢时间、局部塑形的作用。将其具体用在额头、鼻子、法令纹等面部和身体多个部位，可以塑造饱满、理想的形态，这也是我们俗称的"打玻尿酸"。

非交联型玻尿酸没有交联剂，透明质酸之间没有联合关系，在皮肤里无法塑形，只能起到保湿的作用，而且代谢也比较快，这便是我们俗称的"打水光"。

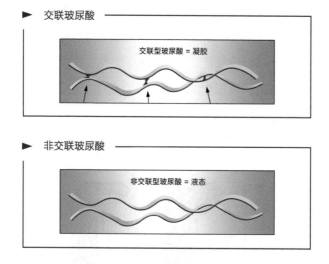

交联型玻尿酸，可以分为大、中、小分子不同的玻尿酸款式。

大分子玻尿酸可以优先用来填充鼻子、下巴、鼻基底等保持静态的部位，能更好地塑形，防止移位。

中分子玻尿酸可用于法令纹、太阳穴、额头等有一定运动幅度的部位，既有塑形力，又能保持弹力。

小分子玻尿酸可优先用于填充嘴唇、苹果肌、面颊等动态部位，它相对比较柔软，善于伴随你的表情起伏，显得更加自然。

玻尿酸的作用

（1）凸显立体

▶ 鼻部

鼻梁加高、鼻尖延长。鼻尖用玻尿酸注射改善比较有限，注射过多容易出现组织血液循环障碍。

▶ 下巴

根据自己的脸型可以通过注射玻尿酸进行下巴加长和圆润。很多人一味追求长下巴以显脸长，最终打出了"蛇精脸"的视觉。一般来说，鼻尖、上唇珠、下巴尖三点连线呈直线是比较合适的审美比例，也称为"美人线"。

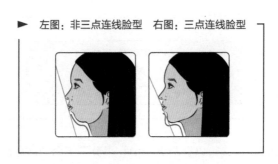

▶ 左图：非三点连线脸型　右图：三点连线脸型

▶ 额头

额头位置饱满可以显得脸小。很多女性其实头不大，头肩比也很完美，但是因为上庭不饱满，比例失调，反而显得脸大。此时，适当地丰满额头会有惊喜的效果。

▶ 眉弓

高眉弓可以显得眼睛更深邃，也可以弥补眼球外凸的缺陷。

▶ 嘴唇

为显得嘴唇更加饱满，涂唇膏更动人。但是唇部活动度大，玻尿酸代谢也会相对快。

（2）填充凹陷

▶ 法令纹

玻尿酸填充是目前改善法令纹最直接的方式，同时也要配合紧致提升类的项目，改善皮肤的松弛下垂。

▶ 太阳穴

太阳穴凹陷会显得颧骨突出，导致面部的轮廓线条不流畅。因此，颞部太阳穴的填充是修饰面部轮廓的关键位置。

▶ 泪沟和印第安纹

泪沟和印第安纹都和年龄增大、组织下垂，以及面部韧带过紧有关。目前，除了填充，没有更好的办法。但该位置建议使用胶原蛋白材质，第一，和组织相融性高，不易出现小肉条凸起；第二，不容易加强组织透光性，避免不协调的外观。

▶ 面颊

面颊凹陷会给人没精神、憔悴的感觉，而通过面颊的填充，会使面部饱满充盈，呈现年轻、胶原蛋白满满的外观。

▶ 真性皱纹

眉间纹、抬头纹、颈纹、法令纹等，如果形成了静态纹（也就是不做表情也有的皱纹），那是真皮层胶原纤维的断裂缺损导致的，可以通过填充来解决。

注射玻尿酸的不良反应

（1）血管栓塞

如果注射完玻尿酸后出现以下情况：注射位置疼痛；视力下降或反复黑蒙；头痛明显；皮肤出现大面积的泛红或发青，请第一时间向你的注射医生反映。

上述情况是血管栓塞的症状，轻则皮肤坏死溃烂，重则当场失明。一旦出现，需要即刻用透明质酸降解酶来溶解，并进行血管扩张，高压氧舱治疗。

（2）过敏反应

一般由于交联剂而导致，比如注射位置发红，偶有肿痛，或者突然长痘。一般不需要做特殊干预，会自行缓解。

（3）结节

注射位置玻尿酸代谢后，依然有鼓起，和周围组织比偏硬，即使用溶解酶也无法改善。这是因为组织出现了肉芽增生。一般是因局部位置内注射量过大，或在皮肤较薄处容易发生，比如泪沟、苹果肌。

建议：首先，要避免在单点位置大剂量注射，尤其在容易形成硬结的部位，注射量还要更少。其次，注射后还要做适当的按摩，让组织和玻尿酸充分地接触，可以有效防止结节的发生。若发生硬结且伴有皮肤肿胀，需要先做透明质酸降解酶解。溶解后根据消肿情况再行其他处理。

这些填充项目，请谨慎选择

医美可以变美，但很多机构会推销以下这些违反健康和正常审美的填充项目，我个人不建议尝试。

①精灵耳——也称招风耳，通过压迫耳郭变形塑造，既不好看也不健康。

②直角肩——通过填充材料来改变肩部形态，但肩关节活动度高，代谢也快，故效果维持时间短。

③胸部——需要填充非常大量的针剂材料，起码50~100毫升，也就是100多支玻尿酸，不仅花费巨大，同时对胸部腺体等组织也有伤害风险。

④臀部——和胸部一样需要大量针剂材料，但玻尿酸并非永久材料，每年都需要补充。每年补充玻璃酸会增加整体的治疗次数和费用，意味着加大金钱投入的同时，治疗风险也大大提高。因此，我不建议用透明质酸和胶原蛋白材料进行填充，可以用自体脂肪填充来替代。

现代医美注射用的填充材料除了透明质酸，还有胶原蛋白。胶原蛋白一般是白色、非透明的粉状物，相对分子质量约300 kDa，具有良好的保水性和乳化性。

注射胶原蛋白比透明质酸好在哪里？

（1）血管栓塞风险低

胶原蛋白的吸水膨胀性低，因此堵塞血管、造成血管栓塞、皮肤坏死、失明的概率低。但也要注意注射风险的控制。

（2）刺激胶原新生

诱导成纤维细胞分泌更多的胶原，增加皮肤厚度，达到肤质和肤色的改善，可以用于改善黑眼圈及面颊凹陷。

（3）减少透光，更真实

胶原蛋白本身为白色非透明质地，因此不透光。可以避免像注射透明质酸后，在阳光下出现的透光反应——丁达尔现象。

/水光针——灵活搭配，效果到位/

水光针，皮肤美容最普及的项目之一。有些求美者在医美机构做，有些在医院皮肤科做，有些人甚至在美容院打过。价格从几百元到几千元不等。

水光针通俗来说，就是通过水光仪器，将营养成分打入皮肤的深层，学名为美塑疗法（mesotherapy）、中胚层疗法（mesoderm）。那什么是中胚层呢？

当我们还是一个胚胎的时候，外胚层会分化出表皮、神经系统，内胚层会逐渐分化出消化道、呼吸道、内脏器官，而中胚层会分化形成肌肉、骨骼、真皮。这就是中胚层说法的由来。其实，更严谨的名称就叫美塑疗法。

水光针的优势在于高效给药，渗透率是外用涂抹的 4000 倍；让皮肤损伤进行再修复，刺激胶原新生，增厚真皮层；加快表皮更新代谢，改善肤质。

打水光针的 3 种方式

（1）水光机器给药

皮肤干燥需补水，水光机器能够全面部高效地注射，一般市面上以 9 针头和 5 针头居多。

（2）单针注射器微滴注射（手打）

适合眼周细纹、色素斑、痘坑位置的精准注射。

（3）微针导入

通过滚针快速地打开皮肤通道。相比上述两种方式，对于皮肤的破坏性最大，但可以改善皮肤凹凸不平的痘坑、瘢痕等问题。目前市面上有多种深度，可针对不同的皮肤问题。

0.5 mm——淡斑提亮

1.0 mm——收缩毛孔、祛痘、淡化皱纹

1.5 mm——淡化痘坑

2.0 mm——淡化妊娠纹、膨胀纹

水光导入的几种营养剂

（1）透明质酸

水光针中使用的透明质酸，多为非交联透明质酸。市面上纯粹玻尿酸的注射导入，大多被称为基础水光项目。基本后续还会搭配动能

素、胶原蛋白、肉毒毒素、美白净斑等产品。那么单纯地使用透明质酸，对于皮肤有哪些帮助呢?

▶ 皮肤保湿

一个玻尿酸分子可以锁住 1000 个水分子，改善皮肤干燥而导致的细纹干纹。

▶ 导入营养

玻尿酸在皮肤表面会形成一层薄膜，有利于皮肤角质层对活性物质的吸附。玻尿酸可以直接渗透到真皮层，促进皮肤组织代谢，起到传递营养成分的作用，因此可以改善皮肤的生理特性，从而达到营养物质的有效供给，达到营养皮肤的效果。

▶ 抵抗皮肤老化

皮肤老化的主要原因是被紫外线照射后会产生超氧自由基，而玻尿酸具有清除氧自由基的功能，因此可以延缓皮肤衰老，保护皮肤免受伤害。同时，玻尿酸作为糖胺聚糖，其本身就是人体真皮组织里增加皮肤容积的成分，因此可以刺激成纤维细胞的活跃，分泌更多的糖胺聚糖和胶原纤维、弹性纤维，起到皮肤年轻化、淡化细纹的作用。

▶ 术后修复屏障

由于透明质酸自身具有保湿、抗菌、促进愈合、减轻瘢痕等作用，并且能为细胞的迁移、增殖和分化提供媒介，从而可以加快创面的愈合。适合皮秒、超皮秒、点阵激光、超声刀、射频等美容术后，可加快皮肤受损组织的修复及屏障功能的恢复。

（2）胶原蛋白制剂

水光注射胶原蛋白的作用：

①皮肤保湿。

②促进修复。

胶原蛋白可以提供细胞依附再生支架，诱导自身胶原蛋白再生。注射入瘢痕组织中的胶原蛋白起到了组织再生修复时的支架作用，在受植区形成胶原弹力网，受植区细胞移入并刺激胶原蛋白再生，同时分解形成多种氨基酸，修复重建局部健康的皮肤结构。适用于皮肤萎缩性瘢痕的修复，比如妊娠纹、痘坑。

目前用于水光注射的胶原蛋白产品，大多是用人体的DNA序列，通过细菌工程生产而成，因此避免了不同物种的排异反应，能更好地和人体皮肤相融，可以通过微针和水光的方式导入皮肤。

（3）动能素

动能素是目前市场上对综合类水光配方的俗称。

它们的主要作用是提升胶原纤维合成能力，增加细胞活性，修复细胞活力，达到紧致皮肤、淡化细纹、抗击氧化、收缩毛孔，以及提亮肤色，让皮肤整体年轻化。

使用方式：目前动能素含有不同的审批字号，Ⅰ类医疗可以用在皮秒、点阵激光术后表面涂抹。Ⅱ类和Ⅲ类可以通过水光中胚层方式导入真皮层。

（4）童颜针和少女针

2016年兴起的各种童颜针产品，主要起到填充塑形的作用，但该类产品在当时都未通过国内相关部门的批准。直到5年后的2021年，国内批准了童颜针和少女针，在材料层面使用的是聚左旋乳酸（PLLA）、聚己内酯微球（PCL）、羧甲基纤维素钠（CMC）等。目前

PLLA、PCL、CMC在行业里被俗称为"再生三剑客"，标志着注射美容已经从占位填充剂，慢慢升级到了再生类材料。

该类产品的特性

▶ 显著增加皮肤厚度

PLLA最先是被批准用于艾滋病患者的面部脂肪减少症，可改善面颊凹陷的外观。因为PLLA可以通过轻微的物理占位，并分解为左旋乳酸，从而持续性刺激胶原蛋白的增生，就好比一种组织的无炎症性异物反应。它比其他水光增厚皮肤的效果和速度都要显著和快速。本人在长期给求美者进行全面部注射PLLA的过程中，就有人反映"感觉自己的脸'胖'了，看到自己的皮肤变得饱满"。

▶ 保持时间长

在注射完PLLA后，该材料作用可以维持2年以上的时间。

▶ 安全无残留

PLLA在体内通过非酶促水解的方式降解为乳酸单体，乳酸单体又代谢成二氧化碳和水，然后排出体外。PCL在体内水解形成6-羟基己酸，氧化成乙酰辅酶A，进入柠檬酸循环（酶促反应），最终产物为水和二氧化碳，由肾脏完全排出，不积累在体内。乳酸、水、二氧化碳都是人体内自有的产物，因此对人体无毒害，副作用少，安全性较高。

适合人群

①面部、手背部皮肤萎缩、凹陷。

②毛孔粗大、皱纹增多。

③面部轮廓松弛下垂。

（5）外泌体

干细胞来源的外泌体是一种纳米级的囊泡，近些年成为皮肤抗衰老的新星。它就好比一辆货车，装载着各种信号成分，进行转运工作。进入皮肤后，可以识别衰老和受损伤的细胞，激活细胞再生，分泌胶原、弹性蛋白和透明质酸等，让受伤的皮肤快速愈合。同时，它可以进入细胞内部，释放包裹在囊泡里的营养物质，调节细胞内环境。在临床研究中发现，它降低过氧化物的生成，减少自由基在肌肤中的堆积，从而起到抗氧化的作用。

总体来说，外泌体对于皮肤可以起到修护、抗炎、抗衰的作用。

水光针产品根据其获批资质不同，其使用方式也有明显区分，包含皮下注射填充、水光针、微针导入、表皮涂抹修复保湿等，如表1-8所示。

表1-8　常见水光针类型产品特点汇总

品类	成分	适合问题
透明质酸	交联玻尿酸	皮肤干燥
复合透明质酸	复合透明质酸、多种氨基酸、L-肌肽、维生素B$_2$	颈纹、皱纹、肤色暗沉、眼周细纹
胶原蛋白	Ⅲ型胶原蛋白	敏感性皮肤、皮肤干燥、皱纹细纹
	Ⅰ型胶原蛋白	
婴儿针	C-PDRN多聚脱氧核苷酸	敏感性皮肤、皮肤光老化
	PN多聚核苷酸	
褪黑针	谷胱甘肽、维生素C、葡萄糖酸铜、硫辛酸、有机硅	痘印色素沉着、黄褐斑、肤色暗沉
童颜针	PLLA	面颊凹陷、皮肤衰老

水光针注意事项

术后恢复期间，依然要搭配舒缓保湿类产品。皮肤在中胚层角质有创伤的情况下水分流失会增加 30 倍，因此后续护理少不了，不然越补水反而越"漏水"。

中胚层美塑前期疗程次数可以密集一些，比如前 3 次，每月 1 次。当你的皮肤从 60 分上升到 80 分、90 分的时候，就可以低频率低剂量地进行维护了。比如，2~3 个月，甚至 4 个月 1 次进行维养，并不是说单次用量越多就越好。

水光针适用的不同情况

（1）敏感性皮肤

像敏感肌、皮肤干燥的情况可以少用微针方式导入，避免过度破坏皮肤，导致进一步敏感。经过多年的临床验证，单纯地补充透明质酸可以减少高敏感的皮肤反应，减轻炎症，增强皮肤屏障功能。医美机构大多会联合多聚脱氧核糖核苷酸（PDRN）动能素综合营养配方，对于敏感肌的修复也会有更好的帮助。

（2）痘坑、妊娠纹

痘坑凹陷、妊娠膨胀纹这一类问题，需要用微针进行大规模的表皮破坏和重塑，促使后期形成更大规模的生长，包括表皮的更新、真皮胶原纤维的增厚，使得皮肤平滑。建议配合一些手打的方式，直接在真皮层和皮下给药，可起到高效、促进断裂的胶原纤维再生的作用。如果同时再配合一些射频，如射频微针，可起到增强胶原新生的作用。

（3）痘痘、毛孔粗大

闭口粉刺、炎性丘疹、毛孔粗大，都属于皮脂溢出过多的表现。配合肉毒毒素进行面部的水光疗法，可以减少皮脂腺油脂的分泌。在美容方面，可以缩小毛孔，改善皮肤出油量大的问题。在皮肤病上，针对痤疮、玫瑰痤疮，肉毒毒素加透明质酸的导入，可以减少痘痘的产生，减轻皮肤泛红和炎症。全面部联合水光导入的肉毒毒素使用量相对较低，若用A型肉毒毒素，平均在 25 U/人（整瓶剂量有 100 U、50 U 两种规格）。

（4）色素斑、痘印色素沉着

激光的作用原理是将色素团块击碎，黑色素由块变成"细沙"后，还需要皮肤的吞噬代谢功能将黑色素代谢出去。此时搭配美塑方法，可以将营养给予皮肤，加快色素从皮肤里排泄出去，这是非常经典、常用的组合搭配。同时水光针对黄褐斑也是一项比较有用的方法，特别是在活跃期的黄褐斑，为避免激光对黑色素细胞的激惹作用，可以优先尝试将水光联合维生素C、氨甲环酸等美白成分导入皮肤真皮层。

（5）眼周细纹

眼周细纹一直是困扰很多女性的皮肤问题，笑起来时眼周出现的放射状皱纹会显老及疲态。运用透明质酸在眼部细纹位置进行针尖斜面朝上、与水平面呈 15° 进针手打，可以有效刺激胶原蛋白增生，并获得暂时局部填充效果。长期进行该治疗，可以淡化已形成的静态纹，预防新的细纹增加，效果还是可观的。但对于眼周的动态纹，还是建议联合肉毒毒素来放松眼轮匝肌，降低肌张力。

以上内容用一张表（表 1–9）帮大家汇总一下。

表 1-9　各种肌肤问题配合水光的不同治疗方式

皮肤问题	水光机	微针	手打	涂抹/导入产品	搭配
痘痘、闭口粉刺		✔		植物黄酮	强脉冲光
颈纹	✔	✔	✔	氨基酸 1.5 毫升 + 2.5 毫升	射频
面部皮肤松弛	✔	✔	✔	胶原蛋白、综合类配方、肉毒毒素	热玛吉、热拉提、Fotona4D、胶原光
眼周细纹	✔		✔	综合类配方，肉毒毒素	热玛吉、Fotona4D
色素斑暗沉（黄褐斑）	✔	✔	✔	祛斑素	皮秒、超皮秒、调 Q 开关激光
敏感肌泛红	✔			动能素、PDRN	射频、强脉冲光
痘印色素沉着		✔	✔	祛斑素	射频、强脉冲光
脱发		✔	✔	B 族维生素	红光照射
痘坑凹陷		✔	✔	寡肽	点阵、黄金微针
妊娠纹	✔	✔	✔	寡肽、氨基酸	黄金微针
皮肤干燥	✔			透明质酸、胶原蛋白	舒敏导入
毛孔粗大、皮肤油腻		✔		肉毒毒素	强脉冲光

　　具体请根据产品的获批类型和主诊医生意见，进行皮肤不同层次的使用。

家用美容仪，
用不好反伤肤

2019 年，中国美容仪市场规模为 66.2 亿元，产量为 679.4 万台，与 2018 年相比增长 21.82%。2020 年 10 月，《每周质量报告》检测曝光 10 款镍超标美容仪，这惊醒了很多消费者。从此，消费者开始更多地关注家用美容仪的效用、安全性和科学性，使得家用美容仪市场逐渐出现了分水岭。

市面上有品类众多的美容仪，我经过 3 年多的调查和研究，发现其中的确有很多符合医学原理的有效产品，但也有大量将销量寄托在夸大宣传上的"智商税"产品。

本章就按美容仪的种类和功能具体分类阐述，同时对一些热门品类的热门产品进行点评，供大家参考。

/射频仪——操作手法对了，才能事半功倍/

射频仪通过射频原理加热，使得真皮层水分子旋转摩擦产生热量，促进胶原蛋白再生，增厚真皮胶原纤维。当表皮测温达 40~42 ℃时，真皮达到约 50 ℃，为一次有效的射频操作，可以起到一定的紧致皮肤、减淡皱纹、改善毛孔肤质的作用。

家用美容仪的频率大多在 1~3 MHz，以双极、三极等多极射频为主，在深度和温度上相对比较安全。皮肤表面能够承受的温度极限仅在 43~44 ℃，再高就有可能出现烫伤、水疱等情况，因此，对美容仪的温控是比较严格的。另外，目前还没有充分直接的证据证明，在正规操作方式下，家用射频仪可以起到溶脂的效果。

市面上还有一些宣传，号称某些仪器能让面部饱满、升温 60 ℃以上等，消费者很容易误信这些不符合皮肤科学的夸大宣传。

如今，射频仪属于医疗器械。2022 年 3 月，国家药监局将家用美容仪中射频皮肤治疗仪加入了《医疗器械分类目录》，归属第三类医疗器械管理。同时给射频仪厂家 2 年的时间进行医疗器械注册与备案。自 2024 年 4 月 1 日起，若家用美容仪中的射频仪类产品未依法取得医疗器械注册证，就无法继续进行生产和售卖。

射频仪的正确操作手法

射频仪的操作手法不对，加热不均匀，也会让你白费精力。

辟谣一下，很多人说护肤品可以平替射频仪，其实不然。除了真皮层的变化，面部轮廓在视觉上的提升效果，主要通过颧弓韧带、眶韧带、咬肌皮肤韧带、面部表浅肌肉腱膜系统的耳前区域被加热收紧，从而拉起整个面部轮廓来实现的，因此，抗衰护肤品和射频仪之间不是相互替代关系，而是协同关系，两者协同作用可以更好地促进胶原再生。

正确有效的手法也能促进筋膜韧带的提升。射频类仪器最重要的原理是温度，要以打圈的方式进行移动，才能稳定地加热和升温。

正规操作半脸展示如 62~65 页所示。

操作完后，不要即刻洗脸或敷面膜降低温度，避免本次操作效果打折。

2小时后或次日使用抗皱和促胶原再生的产品，可协同增加抗衰老效果。

射频仪操作手法原理揭秘

①很多人使用射频仪后看不见紧致和淡纹的效果，是因为真皮层集聚的热度不够。打圈是仪器在皮肤上重叠度最高的手法。

②在口角来回打半圆是为了加强真性法令纹的淡化。

③颧弓韧带和咬肌皮肤韧带处用射频重点加热后，韧带受热会收缩。韧带的收缩可以朝上和朝后拉紧皮肤。这也是很多人做了热玛吉、热拉提后，立刻可以看到半张脸紧致提升的秘诀。

④颈部皮肤薄，不像脸部有脂肪吸收温度，所以升温特别快，滑动手法相对更可控。

射频仪一定要避开以下危险区域。

①鼻部。

②嘴唇。

③喉咙中间甲状腺的位置。

④上眼皮和内眼角鼻梁处。

上眼睑皮肤最薄，射频容易透过皮肤加热到角膜，长期操作容易造成白内障和角膜损伤。

1

预防法令纹

重点操作部位：颧弓韧带、面部表浅肌肉腱膜耳前区域。

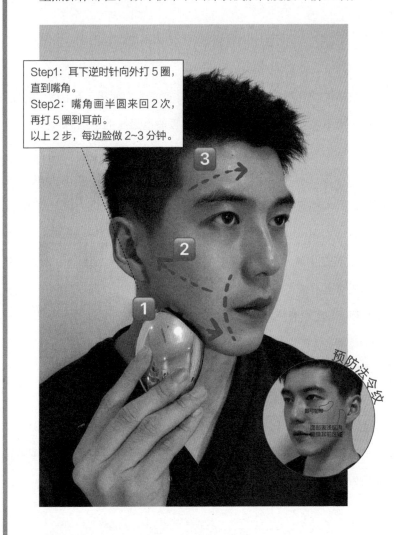

Step1：耳下逆时针向外打 5 圈，直到嘴角。
Step2：嘴角画半圆来回 2 次，再打 5 圈到耳前。
以上 2 步，每边脸做 2~3 分钟。

2

预防嘟嘟肉

重点操作部位：咬肌皮肤韧带。

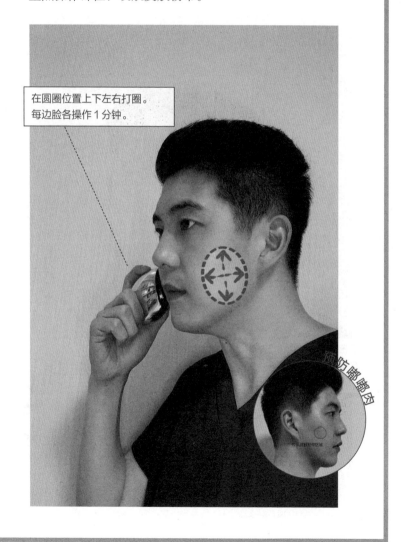

在圆圈位置上下左右打圈。
每边脸各操作1分钟。

3 预防双下巴

操作禁区：甲状腺位置。

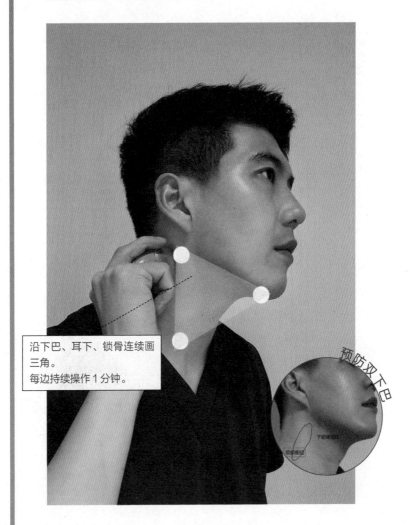

沿下巴、耳下、锁骨连续画三角。
每边持续操作1分钟。

4

预防眼周细纹

操作禁区：上眼睑位置。

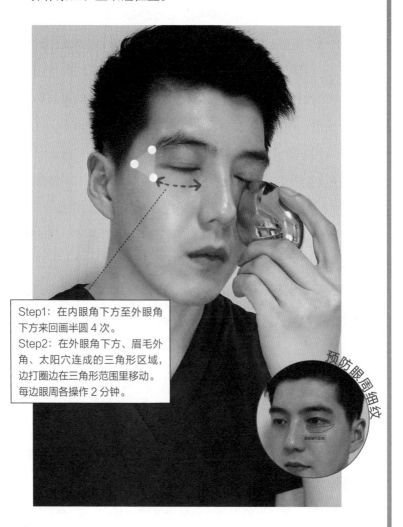

Step1：在内眼角下方至外眼角下方来回画半圆 4 次。
Step2：在外眼角下方、眉毛外角、太阳穴连成的三角形区域，边打圈边在三角形范围里移动。每边眼周各操作 2 分钟。

预防眼周细纹

/微电流——修复皮肤，安全性能佳/

微电流项目是通过不同的电流强度、频率、波形来达到皮肤美容的目的。低频电流（1~10 Hz），收缩肌肉，紧致轮廓；高频电流（＞100 Hz）促进成分的透皮吸收；微电流（＜1 mA）可以增加表皮细胞的活性。

另外，一定频率下的电流可以在皮肤角质层形成电场作用，让周围健康的角质细胞进行迁移，起到修复的作用。皮肤的角质层类似于砖墙水泥结构，在离子导入、直流电等物理方式的作用下，可以干扰脂质双层结构，形成暂时性的孔道，将药物导入。其中离子导入可以使角质层两侧产生电压，该电压变化可以使角质细胞的 α 螺旋角蛋白重新分布而形成新的孔道，在此过程中，药物易于透皮吸收。

综上所述，微电流的仪器可以起到促进渗透、紧致肌肉、表皮修护的作用，而且相对安全，无明显不良反应。但是它没有直接提亮肤色、促进胶原再生、淡化皱纹的作用，如果有这方面的需求，建议大家选择微电流结合射频功能的家用美容仪，综合抗衰的效果更好。

/洗脸仪——当心清洁过度/

目前，市面上的洗脸仪主要采取超声波刷头、负离子吸附等方法，但其理念和皮肤科医学背道而驰。过度摩擦和清洁只会导致皮肤变得敏感，屏障受损。

"深层清洁"是一个伪概念，并没有任何一种产品可以深入毛孔去清除脏物，建议消费者谨慎使用或减少使用频率。也因为是伪概念被拆穿，市面上的洗脸仪销售热度大降，一些洗脸仪的大品牌公司在营收上并不理想。

/脱毛仪——居家脱毛的好选择/

脱毛仪主要通过长脉宽的强脉冲光，对生长期的毛囊进行升温，抑制其生长。家用脱毛仪的功率虽不及医用专业设备，但其对于大部位（腋下、双下肢、比基尼线等）的脱毛作用还是可以的。相对于蜜蜡脱毛，对皮肤更安全。但是操作时需要注意：①戴好护目镜，因为强脉冲光亮度较大；②激光前先要做好毛发刮除，不然表皮毛发会出现竞争性的光吸收；③同一位置不可重复打3次以上，否则容易出现皮肤受热过大，引起色素沉着。

/注氧仪——认清原理，理性选择/

市面上的注氧仪主要通过负压将精华和水分喷涂在面部，如同医疗美容机构的"水氧活肤""无针水光"的项目。相比普通用手涂抹精华的方式，注氧仪因为负压的作用，可以将其相对更深一些导入皮肤。但其名称"注氧仪"中的"注氧"，纯属无稽之谈，设备不含氧，精华不含氧，何"氧"之有？如果消费者是因为"注氧"这个概念而被吸引，那可能就达不到想要的预期了。

/家用点阵——合理操作，减轻疼痛/

家用点阵延续了皮肤科点阵激光的作用，利用非气化型点阵激光（1440 nm、1450 nm等）对皮肤的表面进行微孔发射，促进其再生出更多的胶原组织，修复痤疮、痘坑，改善毛孔、肤质、皱纹问题。但其操作过程中有一定的疼痛感，目前有些厂家进行了接触面冰点降温镇痛的设计，来弥补体验度上的问题。

点阵对于皮肤还有一定的损伤作用，使用频率及使用强度还是要根据不同的情况来调整。比如，敏感区域——双侧颧骨、鼻翼沟可以少操作，甚至不做。耐受区域，如额头、双侧面颊、口周皮肤可以增高使用频率。

/纳米微晶及家用微针——谨慎尝试/

目前，纳米微晶及家用微针处于一个比较尴尬的局面。虽然针头浅而短，但它的更新皮肤、收缩毛孔、补水导入等功能都建立在侵入的基础上。不侵入（穿透皮肤表面），以上作用的有效性就很难保证，医学上叫"不破不立"。但侵入和破损的属性，让它们在家用消费品类市场上的商业宣传和消费者在家自行操作的方法上产生了一定难度。还是建议大家选择正规的皮肤科进行微针一类的有创操作。

/LED红蓝光——不是能量越高才越好/

目前，市面上的LED红蓝光还是有比较多类型的，比如面罩类、手持类、大排灯类。其中蓝光（410~430 nm）有光动力学疗法，即针对丙酸杆菌中含有的内源性卟啉，可产生单态氧，破坏细菌，减轻炎症。黄光（570~590 nm）可以抑制皮肤神经高度敏感状态，减轻皮肤泛红敏感。红光（620~670 nm）可以促进微循环，改善皮肤细胞活性和营养状况。

红蓝光虽然效用相对多，但目前还是有很多操作宣传上的误导。例如边敷面膜边照射。本身红蓝光穿透深度较低，大部分仅能达到0.28~0.55 mm，如果贴着面膜，光线会被竞争性吸收和折射，起不到作用。

常见LED红蓝光的优缺点

市面上的LED红蓝光，依据其使用方式可以分为面罩类、手持类、大排灯类。我在2021年7月做过一项实验，研究了市面上不同价格的LED红蓝光的光照强度，结果如表1-10所示。

表1-10 LED灯光照度抽样实测数据

光照度（单位：lux）

	蓝光（430 nm）	橙光（590 nm）	红光（660 nm）	复合光（430~660 nm）
大排灯类	/	/	/	3000~5000
	/	/	/	3000~5500
面罩类	1900	1600	1560	2500（玫瑰色）
	5000	860	1300	/
面罩类	6000	980	1500	/
手罩类	/	/	1500	3000
	/	/	1600	/

结果显示，价格和灯珠数量及光亮程度几乎不成正比。所以也纠正大家一个误区，如果各位为了追求高能量而去找高价和高灯珠数量的产品，实际结果会让你很失望。而且从皮肤科医生的角度来说，从来都不是能量越高效果就越好，在有效区间内就行了。

以下具体点评一下各类型LED产品的优缺点。

（1）面罩类

优点：

①罩在脸上就可使用，使用便捷，不需要关灯、平躺。

②面部全方位都可照射到，无须用手操作移动。

缺点：

①市面上很多产品没有复合光。

②需做好眼部保护，防止光源入眼。

（2）大排灯类

优点：

①光照强度大。

②大多有复合光模式。

缺点：

①操作很麻烦。正规操作应该关掉室内灯，照时戴好墨镜，需要坐着或躺着。

②面颊侧面吸收光的能量明显低于正面，因此要均匀照射的话，需要左右转脸。

（3）手持类

优点：

单位面积内光照强度大。

缺点：

用手持类产品进行全脸照射时间太长，只能加强局部。

/激光帽——脱发人群的辅助治疗/

激光帽一般使用 5 mW/颗左右的低能量激光，临床上叫 LLLT（Low-Level Laser Therapy），对于脱发人群，有穿透到更深的头皮毛囊循环处改变毛囊的生长状态的作用。临床上一般会结合扩张毛细血管的产品来使用，所以单独使用它是不够的。脱发的人群，建议还是要第一时间向临床医生求助，不要盲目使用。

/光子嫩肤仪——居家美白的美容仪/

它们运用专业医美的强脉冲光原理，可以直接对皮肤起到淡化美白的作用，也是家用美容仪中美白作用最明显的仪器类型。市面上一些 500~650 nm 波长的家用光子嫩肤仪，也是集合了 DPL 窄光谱的优势，既可以褪黑，又可以去红，特别适合肤色暗沉、有红色或黑色痘印的人群。

因为其原理是针对黑色素爆破，因此使用时，需要避开黑色素痣和毛发位置，以免产生较剧烈的光热反应，导致皮肤破损，毛发烧焦。

以上是目前市面上主流的品类，活跃的美容市场上还会不断涌现新的产品。

家用美容仪还要和护肤品科学地结合，才能更好地发挥作用。例如，对于一些功能性的产品，需要穿透至更深的皮肤位置才能起到相应的作用。一种是结合型的，临床上可以通过电流导入维生素C、氨甲环酸来改善黄褐斑，电流类的家用美容仪，可以配合一些美白、抗衰等成分加速皮肤的吸收。还有一种是互补型的，比如，做完家用红蓝光后，可以涂抹保湿类的精华和面膜。保湿可以防止照光后的皮肤即刻水分流失，而照光后再敷产品，有效成分的透皮吸收率也会增高，两者是相辅相成的。

此外，针对不同的皮肤问题和使用方法，家用美容仪还是要有一定的调整或更个性化的选择。例如，油性皮肤、敏感性皮肤、干性皮肤医美术后养护，如何配合使用美容仪，还是要有专业人士来指导和随访。面部进行过玻尿酸填充的部位，不建议在2个月内使用家用射频仪；面部有扁平疣、凸起色素痣、炎性丘疹时，不建议使用对面部进行摩擦的仪器，如微电流、射频仪、导入仪等。

个人认为，美容仪销售额在未来三年都会存在一个持续性的增长，美容仪也会被大部分人群当作普遍的生活用品。但前提条件是，家用美容仪必须和皮肤科临床相结合，其效果必须经过临床试验认可，而不是一味地博眼球营销。

热门护肤成分，
使用注意事项！

美白、抗衰、祛痘，感觉爱美人士一生都在为之奋斗，那么，如何才能有效达到这些目标呢？首先我们要了解让人变黑、变老及长痘的根本原因是什么；其次，要知道哪些方法和美容用品是真正有效的。接下来，就跟我一起了解变白、变年轻、变光滑的秘密吧！

/ 美白淡斑成分 /

美白的头号敌人就是黑色素。黑色素是由黑色素母细胞受到紫外线、皮肤炎症、内分泌等多种因素刺激，从而通过酪氨酸的多种反应分泌出的黑色素颗粒。黑色素颗粒再由基底层向上转移至表皮层，最终产生皮肤视觉上变黑变暗的结果。因此，美白主要可以通过以下几种方式来实现：①抑制黑色素生成；②阻挡黑色素转移；③代谢黑色素。

热门美白成分解读

（1）维生素C

其也称作抗坏血酸，是我们再熟悉不过的皮肤美白成分，在皮肤美白方面有以下作用。

▶ 美白，减少黑色素

降低酪氨酸酶的活性，进而从内减少黑色素的合成。同时也可以还原已经形成的黑色素、皮肤表面的色素斑及色素沉着。因此，它既可以预防又可以改善。

▶ 清除皮肤的自由基

也就是早C晚A（白天涂抹含维生素C类护肤品，晚上用A醇类产品）中，C的由来。维生素C本身不是防晒剂，不能抵挡紫外线，但是在白天涂抹它可以在皮肤表面形成一层抗氧化保护膜。在皮肤被紫外线侵害出现自由基的时候，立刻将其中和，从而达到晒而不伤的保护作用。

▶ 促进胶原蛋白再生

维生素C是胶原蛋白合成过程中所需的脯氨酰羟化酶（稳定胶原蛋白分子）和赖氨酰羟化酶（产生结构强度交联）两种酶的必要辅助因子。由于它能增强胶原蛋白的合成，所以维生素C具有抗衰老、增厚皮肤的作用。

▶ 抗炎作用

在现代美容光电中应用很广泛，可以降低现代美容激光（调Q、皮秒、超皮秒、点阵）后导致的"反黑"、色素沉着的概率。

值得一提的是，维生素C特别娇气、脆弱，遇热、遇碱、遇光都会分解，因此，维生素C的原料不贵，贵的是保存加工的工艺。外用维生素C常用一些衍生物来弥补该缺陷，如维生素C糖苷、维生素C磷酸酯盐、维生素C棕榈酸酯等，都是我们在护肤品的配方表里常常见到的。衍生物虽然稳定，但其效果却不如原型维生素C优秀，因此，市面上还是有很多以原型维生素C为主要成分，在配方稳定性上下足功夫的尝试。比如，粉末分离方式保存或层层包裹技术等。

小酒窝伊森的美肤小课堂

这些维生素C的制作使用方法不靠谱

① 口服维生素C片磨成粉，加水外用于皮肤美白。

② 维生素C粉+身体乳，全身美白。

③ 维生素C粉+面膜，敷脸美白。

以上方法均不能达到任何美白作用，维生素C在你制作的过程中就已经失活。而且未加工的维生素C是水溶性的，无法渗透皮肤发挥作用。这些方法反而可能刺激你的皮肤，导致泛红过敏。

（2）氢醌

氢醌是被护肤界禁足的物质。它在皮肤科属于一线去色素药品，针对黄褐斑、雀斑、色素沉着有着显著的作用。但它的作用过于强大，可以通过凝结酪氨酸酶的氨基酸，从而起到破坏黑色素母细胞的作用。曾出现大量消费者投诉皮肤产生局部白斑、色素脱失的现象。因此，我不建议大家擅自去购买氢醌用作美白产品，请在医生的指导下去选择。我国《化妆品卫生规范》2007 版明确禁止了氢醌在化妆品中的添加。而日本和美国允许不超过 2% 浓度的添加使用。

氢醌强大但风险高，因此，护肤界找到了氢醌的安全替代——它的衍生物们。

（3）熊果苷

作为氢醌的糖基化衍生物，它可以在不破坏黑色素细胞的同时，抑制酪氨酸酶的活性，阻断多巴的合成，进一步降低多巴释放黑色素

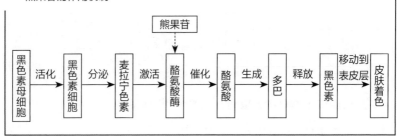

► 熊果苷的作用机制

熊果苷

黑色素母细胞 →活化→ 黑色素细胞 →分泌→ 麦拉宁色素 →激活→ 酪氨酸酶 →催化→ 酪氨酸 →生成→ 多巴 →释放→ 黑色素 →移动到表皮层→ 皮肤着色

的数量，从而达到美白效果。

目前有 α–熊果苷、β–熊果苷、脱氧熊果苷等 3 种形式，可以从植物中提取、酶催化和有机合成。研究表明，它对紫外线造成的晒黑有不错的美白抗氧化及抗炎作用。

其中 α–熊果苷的美白力是 β–熊果苷的 5~10 倍，而第三种脱氧熊果苷，因在皮肤中可能释放氢醌，有损伤皮肤、导致敏感和致癌风险，因此被欧盟禁止添加。

（4）苯乙基间苯二酚

它还有一个更响亮的名称：Symwhite 377，简称 377，和氢醌衍生物拥有相同的抑制酪氨酸酶活性的作用，从而减少黑色素的产生。除了有较好的美白效果，它对于皮肤的刺激性也很低，大部分人都可以耐受，因此也被广泛地应用于美白产品中。

苯乙基间苯二酚在化妆品中的推荐含量为 1%~3%，小于此含量对皮肤中酪氨酸酶活性的抑制作用较弱，增白作用不明显，大于此含量可能产生细胞毒性，所以它在配方表中的排名并非越靠前就越好。

（5）曲酸

又称为曲菌酸。它可以通过与酪氨酸酶中的铜离子螯合，使酪氨酸酶的活性降低，从而减少黑色素的生成。因为曲酸的稳定性很差，光、热、金属离子都容易使它氧化、变色，因此市面上开发出了曲酸双棕榈酸酯、曲酸亚麻酸酯等曲酸衍生物来克服该弱点。

（6）谷胱甘肽

谷胱甘肽会参与伪黑色素的催化，常作为美白成分添加到化妆品中。谷胱甘肽有两种形式，分别为还原型谷胱甘肽（GSH）和氧化型谷胱甘肽（GSSH）。谷胱甘肽的美白机制：通过抗氧化方式消除自由基和过氧化物，间接抑制酪氨酸酶活性；与酪氨酸酶活性位点结合，直接抑制酪氨酸酶活性；干扰酪氨酸酶向黑色素前小体的运输；促进真黑色素向伪黑色素转化；调节维生素C等其他美白淡斑成分的褪黑能力。

（7）酰本胺

全名十一烷基苯丙氨酸，是一种 α - 黑色素细胞刺激素（α-MSH）拮抗剂，通过拦截黑色素生成信号，控制 α - MSH 与黑色素生成因子的结合，可有效地减少黑色素的生成。

目前在护肤品中经常与烟酰胺联合，进行黑色素整体通路的控制，起到美白作用。

（8）光甘草定

其为特殊的甘草——光果甘草的提取物。主要成分为黄酮，通过抑制酪氨酸酶、多巴色素互变异构酶（TRP-2）起到美白作用。同时研究人员发现，光甘草定对于皮肤的炎症因子也有很好的抑制作用，对于干燥而造成的敏感泛红、损伤的皮肤和毛发有一定的修复作用，是功能较全面的植物美白成分。

作为植物提取物，除非是过敏人群，光甘草定对于皮肤没有刺激，跳出了美白类猛药成分对于皮肤不耐受的限制。但缺点是，光甘草定在光果甘草中的含量为1‰~3‰，1吨的光果甘草仅能提取100 g光甘草定，原料十分昂贵。

（9）传明酸

其又称为氨甲环酸、凝血酸。传明酸是一种蛋白酶抑制剂，不仅能抑制酪氨酸酶，还能抑制前列腺素E2的释放，从而防止黑色素的积累。此外，传明酸还可以通过抑制蛋白酶活化受体的表达来阻止黑色素向周围细胞扩散，从后端发挥美白的作用。

从1998年开始，口服传明酸在临床上被用于治疗色素斑和色素沉淀；2005年，日本公布传明酸可作为美白和淡斑成分。目前在我国临床上，口服传明酸也是治疗黄褐斑的主要方式。

传明酸在护肤品中的使用量规定在2%~3%，美白的见效时间相对较慢，需要2个月左右才会看到变化，因此需要联合其他成分协同进行作用。

（10）烟酰胺

其又称尼克酰胺，是辅酶I和辅酶II的组成部分。临床上口服的烟酰胺可以防治糙皮病、口炎及舌炎。在目前的护肤品中是大热的美白成分，它的功能比较多，下面简单列举一下。

▶美白作用

有研究显示，烟酰胺对黑色素颗粒的转运系统有35%~68%的抑制作用，从而起到美白提亮的功效，是典型的黑色素拦截者。

▸ 控油

2%左右的烟酰胺可以起到减少油脂分泌、缩小毛孔的作用，使肤质看上去更加细腻。

▸ 抗糖化

烟酰胺可以通过促进细胞的自噬功能，起到代谢糖化终末产物AGEs、间接抗糖化的作用。

▸ 促进皮肤代谢

加速皮肤新陈代谢，加快含有黑色素细胞的角质脱落，起到调理肤质的作用。

烟酰胺虽好，但也有一定的刺激性。一般使用浓度超过4%的产品，就会有少部分人出现泛红、瘙痒、刺痛等不适反应，这种情况也和烟酰胺原料中含有微量的烟酸有关，对于生产配方过程有一定的技术要求，因此不建议大家盲目追求高浓度的烟酰胺。

（11）壬二酸

其又被称为杜鹃花酸。

它可以阻断黑色素的转运过程，减少黑色素和蛋白质的结合，从而起到美白的作用。有研究表明，20%壬二酸的美白作用等同于4%的氢醌，因此它的美白能力非常强。医学上可以用于黄褐斑、色素沉着的治疗。

此外，它也有抗痘的作用。作为酸类的一种，可以用于皮肤角化过度时疏通毛孔。同时它可竞争性抑制 $5-\alpha$ 还原酶的作用，抑制过多的雄激素转化为二氢睾酮，最终抑制皮脂腺内游离脂肪酸过多分泌，起到控油的作用。除此以外，它还对皮肤表面和毛囊的需氧菌和厌氧菌有杀灭力。

综上所述，壬二酸可以通过三种方式帮助抗痘，目前也被列入2019

年版的《中国痤疮治疗指南》中，是治疗轻中度痤疮的可选药物。

但是市面上的产品壬二酸大多以 15%~20% 的浓度出现，一般用于改善痘痘、闭口、痘印。对于正常皮肤还是有一定的刺激性，并非首选。

/抗衰抗皱成分/

抗衰是一个非常广义的范畴，保湿、抗氧化、美白、防晒都属于抗衰的环节。而我接下来分享的抗衰成分，是直接针对真皮层，促进胶原蛋白再生，或者抗皱的成分。目前护肤领域最热门的就属维生素A类、玻色因和胜肽类了。

（1）维生素A类

人们常说的"早C晚A"，"晚A"就是指在晚上使用含有A醇类的护肤品。维生素A分为维生素 A_1 和维生素 A_2，其中维生素 A_1 就是A醇。这类护肤品可以起到促进胶原蛋白的再生、整体增厚皮肤、减淡真性皱纹、紧致抗衰的作用。但是因为A醇（A醛、A酯）在紫外线下会迅速分解，所以建议在夜间使用。

维A酸是维生素A在体内代谢的中间产物，是皮肤科一线抗痘药物，通过加快表皮代谢起到抗痘效果。但是维A酸不能直接添加到护肤品里使用。

第一，刺激性极大，容易出现激烈的免疫炎症反应，如灼烧、泛红、脱皮等，日常是不可以频繁和长期使用的。因此，维A酸一般用作药品，去对抗更严重的皮肤问题，比如扁平疣、痘痘、"鸡皮肤"（毛囊周角化病）。

第二，维A酸在见到紫外线的情况下会对皮肤进行强刺激反应，并释放出致癌物质。

所以根据以上两点，很不幸，维A酸不能成为护肤成分的一分子。但是维A酸的前体，视黄醛、视黄醇、视黄酸、视黄酯都可以作为护肤成分。作为衍生物，它们没有维A酸的光毒性，对皮肤没有那么强的刺激程度，所以适合普通消费者日常使用。

维A酸家族必须转化为视黄酸，才能发挥护理皮肤的作用。依次转化顺序为：视黄酯—视黄醇—视黄醛—视黄酸。

视黄酯在皮肤中转化成视黄酸需要3步，同时有2个双向可逆反应，会导致转化过程中有流失。视黄醇在皮肤中转化成视黄酸需要2步，同时有1个双向可逆反应，会导致转化过程中有流失。视黄醛在皮肤中转化成视黄酸需要1步，该步骤中没有双向可逆反应，是单向的，所以转化过程中不会有流失。因此，越靠近视黄酸的衍生物，转化效率越高，刺激性越高，所需要添加的浓度就越低。

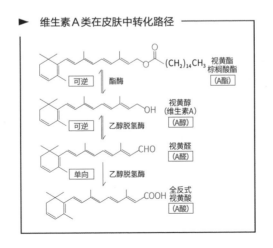

► 维生素A类在皮肤中转化路径

除此之外，A醇的状态非常不稳定，极易受到紫外线和氧气的伤害而失效。所以对产品的包装技术的要求非常高。

早C晚A的FOSC训练法则

A醇作为抗衰类成分，其实属于一种猛药，效果好，但首次使用或皮肤较敏感的人，容易出现脱皮、刺激、灼热等不耐受的表现，建议先建立一定的耐受性。分享一个早C晚A的FOSC训练法则，可供大家从入门到高阶选择维生素C和A醇。

1）Frequency（频率）

时间	第一周	第二周	第三周	第四周
频率	4天1次	3天1次	2天1次	1天1次

对于高浓度的A醇和维生素C，部分人皮肤不耐受，可以从低到高的频率进行逐渐训练。

2）Order（次序）

时间	第一周	第二周	第三周
用法	面霜后	水乳后	直接涂抹

护肤品的质地不同，渗透性也会不一样，油脂越丰富的产品越容易隔离后续使用的护肤品。因此，第一周可以在涂抹面霜后使用，第二周在使用水乳后使用，第三周清洁完后直接涂抹。

3）Short contact（短时接触）

次数	第一次	第二次	第三次	第四次
时长	20分钟	60分钟	2小时	不擦拭

敏感性皮肤的人群使用A醇类的成分，发生泛红敏感的概率较高，第一次使用可以仅停留 20 分钟，来试探皮肤是否过敏。第二、第三次逐渐延长与皮肤的接触时间来建立耐受性。直至最后正常涂抹后不擦拭。

4）Concentration（浓度）

维生素C

时间	第一个月	第二个月	第三个月
浓度	10%	15%	20%

视黄醇

时间	第一个月	第二个月	第三个月
浓度	0.05%~0.1%	0.1%~0.3%	0.3%以上

小酒窝伊森的美肤小课堂

在家里涂A醇需要关灯吗？

A醇这个成分，护肤品中添加 0.1% 就可以精准起效了，0.3% 对于女性算浓度很高了。如果是男性，或者衰老严重、皮肤耐受强的可以挑战更高浓度（1%）。

综上所述，大家在选择维生素A类产品时，浓度并非关键，更重要的是找到适合自己的浓度，以及产品本身的包装配方技术要过硬，开封后，尽快用完。

维生素A类产品"见光分解"，这里的光主要指的是白天的紫外线光。室内光对于A醇的影响在短时间内没有那么大，消费者可以放心使用。但也不能因此就把产品长时间在室内敞开，这也会影响A醇的活性，最终导致其失去功效。

（2）玻色因

玻色因是某品牌集团历经多年研究出的一款抗衰成分。它在护肤品的配料表显示名称为"羟丙基四氢吡喃三醇"，是一种 β-木糖的衍生物。它和A醇原理不同，A醇刺激的是胶原蛋白的再生，而玻色因能影响糖胺聚糖分泌。糖胺聚糖是一种细胞外基质，类似于透明质酸。

举个例子，如果说胶原纤维在真皮层属于钢筋，起到皮肤支撑作用，那糖胺聚糖就是水泥，起到填充间隙的作用。就像一个是沙发里的弹簧，一个是沙发里的海绵，都对沙发的弹性和饱满度起到缺一不可的作用。所以，A醇和玻色因结合使用，可以使皮肤既有弹性又有饱满度。

从宏观角度来说，玻色因一样可以起到淡化皱纹、增厚和紧致皮肤的抗衰作用。

（3）胜肽

近些年，胜肽类成分主打的抗衰产品已经越来越多地进入大众视野。胜肽即小分子的蛋白质，又称多肽或肽，它是由具有一定序列的氨基酸通过酰胺键相连产生的，2个氨基酸组成的叫二胜肽，3个氨基酸组成的叫三胜肽，依此类推。各类胜肽在我们皮肤的保湿修复、蛋白合成、神经传导、加强血液循环等方面都起到了重要的作用。这类原料有的非常昂贵，往往在产品里加一点点就可以卖几千元。其实，它们本身只需要很低的浓度就能够起效了。根据胜肽的功能和原理，可以重点分为以下几种。

1）信号类胜肽

信号类胜肽，就好比信号传递媒介，能促进胶原蛋白、弹性蛋白、透明质酸、糖胺聚糖和纤维连接蛋白的生成。信号类胜肽包括棕榈酰五肽–3、棕榈酰三肽–1、棕榈酰六肽、棕榈酰三肽–5、棕榈酰六肽–9以及肉豆蔻酰五肽–11等。

2）神经递质抑制类胜肽

它具有模拟肉毒毒素的作用，能抑制神经传导，减少肌肉的收缩，从而起到淡化皱纹的作用。比如乙酰基六肽–8，根据修饰基的不同，还有棕榈酰六肽，其中比较有名的就是二肽类蛇毒素，虽然名字听上去比较可怕，但它的效果就是像中了"蛇毒"一样，肌肉放松，继而动态纹的运动幅度就会减小，从而可以起到减少动态纹的作用。

3）承载类胜肽

承载类胜肽通过携带金属离子发挥特定作用。最具代表性的就是蓝铜胜肽，铜本身对人体有重要作用。因为铜是许多酶的辅助因子，也是合成胶原蛋白和弹性蛋白的必要物质，可以紧致皮肤、抵抗自由基的伤害。但游离态的铜离子很难通过外涂进入皮肤内部起效，通过与胜肽结合，相当于有辆小车运载着铜离子进入皮肤内部。铜与三肽结合的蓝铜胜肽，正是这种小货车的代表。因此，蓝铜胜肽也可以视为生长因子，可以刺激弹性蛋白和胶原蛋白的生成。

4）其他功能类胜肽

比如寡肽–1，它是甘氨酸与组氨酸、赖氨酸组成的聚合物，能给皮肤表面保湿锁水，促进皮肤损伤修复。也有观点认为，它可以调节胶原和糖胺聚糖的合成与分解，和玻色因有相同的功能。

其他具有各种功能的胜肽：

抗糖化：肌肽、三肽–1 和二肽–4 等。

改善眼部水肿微循环：乙酰四胜肽–5 和二肽–2 等。

综上所述，胜肽是一个非常庞大的家族，还有更多的成员及其功能的运用等着我们去发现。

小酒窝伊森的美肤小课堂

添加了寡肽–1 的护肤品，
就可以号称是表皮生长因子？

不是的，寡肽–1 其实是棕榈酰三肽–1（棕榈酰寡肽），主要作用是保湿修复、促进胶原蛋白再生，是国内化妆品监管部门允许添加在护肤品中的。而表皮生长因子（EGF）是人寡肽–1，是由 53 个氨基酸组成的多肽，一般用在临床药物中治疗烧伤烫伤及医美激光祛痣术后用来加快表皮生长等。第一，国家禁止将它加入化妆品；第二，它分子量大，正常无破损的皮肤无法吸收利用。

/ 控油祛痘成分 /

粉刺闭口、痘痘、黑头的发生和以下 4 点有关。

①皮脂腺分泌旺盛。

②毛囊导管口角化异常。

③毛囊微生物异常繁殖。

④炎症。

对上述 4 点有改善作用的，就可以作为抗痘抗粉刺类产品。

（1）可以减少皮脂腺分泌的成分

1）锌

锌元素在粉刺的临床治疗上，口服和外用都具有显著作用。另外，它能调节 5α–还原酶 1 型和 2 型活性，因此有抗雄激素的作用，从而减少油脂的分泌。锌还能降低痤疮丙酸杆菌表达的脂肪酶和游离脂肪酸水平，从而减少痤疮丙酸杆菌，在面部和头皮控油、去屑上都有很广泛的应用。硫酸锌、葡萄糖酸锌、甘草酸锌等形式为常用的锌剂。

2）维生素 B_6

维生素 B_3——烟酰胺具有控油的作用，维生素 B_6 同样也有。维生素 B_6 可以减少油脂的分泌，抑制角蛋白的产生，改善皮肤的局部循环，促进皮肤的修复。在皮肤科，也可以通过口服形式改善痤疮和脂溢性皮炎。近几年，网上流行将维生素 B_6 口服片磨成粉再混入保湿霜涂抹在面部来抗痘，我认为该方法不可取，口服药品再研磨都是大颗粒，无法被皮肤吸收，同时对皮肤也有很大的刺激。

3）大豆异黄酮

大豆异黄酮是大豆提取物，其中所含的异黄酮主要是三羟基异黄酮、二羟基异黄酮及其 β 葡糖苷。虽然异黄酮不是动物激素，但因其在结构和功能上与雌激素有相似之处，能与雌激素受体竞争性结合，具有弱雌激素样作用，对于人体的雌激素有双向调节的作用：人体雌激素高了，它可以调低；人体雌激素低了，它可以增强。作为植物类雌激素，它可以拮抗雄激素，降低皮脂腺油脂的分泌，还具有一定的美白、促胶原再生的作用。

4）丹参酮

丹参酮是丹参提取物。丹参酮中活性成分为丹参酮和丹参酮ⅡA。目前研究认为，其可以通过抑制皮脂腺细胞的增生、脂质合成的过程等途径来减少毛囊里油脂的分泌。同时，它也具有一定的抗炎、减少炎症因子的作用。

（2）抑制毛囊导管口角化的成分

1）果酸

果酸是天然有机酸，存在于各种水果及乳酸酪中，分子量较小，分子结构简单，皮肤表皮更易吸收，被广泛用于治疗黄褐斑、鱼鳞病、粉刺等疾病。果酸具有无毒、安全的优势，不会对表层皮肤功能造成损伤。它可以有效降低细胞粘连性，通过角质栓脱屑过程，及时清除异常角化的细胞表层，重新调整毛囊口角质细胞的异常角化，使其通畅，从而有效排出多余皮脂，减少毛孔处皮脂的大量堆积。总体来说，有祛痘、美白、除皱使面部皮肤整体年轻化的作用。

2）水杨酸

水杨酸为β-羟基酸，能有效改善毛囊皮脂腺导管的过度角化，为脂溶性酸类成分，可以更好地渗透到毛囊，起到控油、祛痘、消炎的作用。目前的新技术超分子水杨酸解决了水杨酸水溶性的问题，制成了凝胶状质地，使其在2%低浓度的状态下，也能缓慢释放，持续发挥作用。适合轻中度痤疮的消费者作为日常护肤使用。

3）菠萝蛋白酶

菠萝蛋白酶为天然原料成分，从菠萝的茎、果实和果皮中提取，属于巯基蛋白酶，通过对角蛋白的水解作用促进新陈代谢，起到帮助溶解粉刺、嫩肤、除皱、淡化色素斑的作用。菠萝蛋白酶能运用于烧伤脱痂，选择性去除痂皮，使新皮移植得以尽早进行。我们日常吃菠萝之前要用盐水浸泡，就是为了破坏其中的菠萝蛋白酶，防止对口腔、嘴唇黏膜产生刺激。动物实验证明，菠萝蛋白酶对邻近的正常皮肤无不良影响，局部使用抗生素不影响菠萝蛋白酶的效果。化妆品中常用的硫基蛋白酶有菠萝蛋白酶和木瓜蛋白酶。

（3）抗菌、改善炎症的成分

1）茶树油

茶树油有非常强大的抗细菌和真菌的作用。有研究表明，在治疗痘痘方面，5%的过氧苯甲酰和5%的茶树油相比，都能发挥相同的抗菌祛痘作用，但是茶树油引起的干燥、发红、脱皮瘙痒的不良反应要明显少很多。在治疗引起毛囊炎和后背痘痘的马拉色菌属方面，茶树油和专业的药品相比，杀菌效果排序为酮康唑＞茶树油＞益康唑＞咪康唑，是很优秀且不良反应少的杀菌成分。另外，它对于面部的螨虫、身上的疥螨也有很显著的驱除作用。

2）硫黄

硫黄是十分常用的杀菌、除螨虫的成分。很多抗痘类产品中也会加入硫黄类成分来起到控油、杀菌的作用。但硫黄对于皮肤具有一定的刺激，因此敏感性皮肤还是要谨慎使用。而对于除面部以外的部位，比如胸口、后背的痘痘，可以使用大剂量的硫黄产品，甚至硫黄皂来清洁，效果不错。

3）丁香

其具有杀菌消炎、促进透皮吸收、控制局部感染的作用。《本草纲目》提到：丁香有控制局部感染的作用，可用于痘创的治疗。现代研究表明，丁香富含丁香油和丁香酚等物质，对皮肤上的致病性真菌有明显的杀灭作用。丁香还含有一些止痛、散寒的成分，可发挥促进渗透、治疗的双重功能。

4）金缕梅提取物

其对于真菌感染有特殊的疗效。牛皮癣、湿疹、静脉曲张或痔疮患者，可用金缕梅萃取液以坐浴的方式浸泡改善皮肤状况。金缕梅萃取液中的主要活性成分为单宁、没食子单宁、单宁酸等，可抑制炎症因子和疼痛因子通路，对皮肤起到抗炎、减少刺激的作用。

5）其他中药成分

苦参具有美白、消炎、抗痘、抗菌等多种效用。常见于脚癣、螨虫、痤疮等皮肤问题的外用方中，帮助杀菌除虫。

黄芩对于湿热、热毒型的皮肤，例如脓肿型的痘痘、湿疹、痈肿疮毒，有一定的杀菌、消炎、止痒作用。同时也有研究表明，它可以通过稳定皮肤的肥大细胞，来增强皮肤的免疫能力，减少过敏的发生。

迷迭香对金黄色葡萄球菌、大肠埃希菌、霍乱弧菌有中度的抑制作用，同时它也是一种非常高效的抗氧化剂。

/修红舒敏成分/

平时容易出现灼热、泛红、刺痒、脱皮、干燥的皮肤，属于敏感性皮肤，这些也是皮肤屏障受损的表现。敏感肌的发生和以下3点有关。

①皮肤表面微生态紊乱。

②角质层受损。

③皮肤血管神经的高敏感性。

所以除了要做好基础保湿，增强屏障，能解决以上 3 个问题的功效成分也是我们平时选择护肤品时需要多维度考虑的。

（1）皮肤表面微生态紊乱

皮肤看得见摸得着的屏障是角质层和皮脂膜，而皮肤看不见摸不着的屏障是微生物屏障。皮肤表面存在着微生物生态，这是由细菌、真菌、病毒、螨虫和节肢动物等各种微生物与皮肤表面的组织、细胞、各种分泌物、微环境等共同组成的生态系统。

人类每平方米的皮肤约有 100 万个细菌，种类超过 1000 种。它们本身可以起到抵御外界微生物的侵入，同时增加皮肤自身营养代谢的作用。如果皮肤自身的微生态出现问题，就会有痤疮、脂溢性皮炎、特应性皮炎、银屑病等严重的皮肤病。

调整皮肤微生态系统的有益成分包括以下几种。

1）益生元

益生元是益生菌的食物，促进益生菌的生长，主要是碳水化合物，如低聚果糖、乳糖、山梨醇、木糖醇等。在化妆品配方中，益生元指的是能够选择性地调控皮肤正常菌群生长的化合物。能够改善皮肤菌群的多样性，调控干性、敏感肌的相关菌群，解决因微生物失衡引起的皮肤问题，长效修复皮肤屏障等。

2）后生元

后生元也称为益生素，它是益生菌的代谢产物或者由益生菌释放的对宿主有直接或间接作用的一类化合物，如乳胞外多糖、肽聚糖、乳酸、乙酸、短链脂肪酸、细菌素、各类多肽分子等。说白了，就是皮肤的益生菌代谢出来的东西，但是对于益生菌本身有帮助，因此可以再把它提取出来重新放到皮肤上发挥作用。

（2）缓解角质层受损的成分——神经酰胺

我们的角质层就像是砖头和水泥，砖头是角质细胞，水泥就是脂质。这些脂质里，神经酰胺占据了50%，剩下的是胆固醇和脂肪酸。所以神经酰胺最重要的功能就是参与构成我们的角质层，像水泥一样，牢牢地固定住角质细胞。除此之外，它还可以对角质层进行保湿，帮助角质细胞正常地生成和代谢。

神经酰胺同样也是一个信号通道，告诉细胞进行免疫反应，还有大家比较熟知的细胞自噬功能。

总体来说，如果你的神经酰胺不足，角质层就会薄，细胞生命力弱，皮肤免疫力紊乱，动不动发炎，各方面都不会太好。皮肤科医生发现人体的角质层里有9种神经酰胺，护肤品成分中的神经酰胺1、神经酰胺2等就是这9种里不同的编号。

银屑病患者的神经酰胺1、3、6的比例会下降，特应性皮炎患者的神经酰胺总体都会下降，痤疮患者的神经酰胺1、4、7、8会减少。所以神经酰胺的减少，不仅仅是破坏皮肤美观的问题，更重要的是会破坏皮肤的健康。

（3）缓解皮肤高敏感性的成分

1）积雪草

积雪草主要含有三萜及其苷类等多种化合物，具有抑制瘢痕增生、修复皮肤损伤、抗抑郁、神经保护、调节免疫及抗菌、消炎等舒缓皮肤敏感的作用。在美容方面，它也能促进Ⅰ型、Ⅲ型胶原蛋白的合成和透明质酸的分泌，属于一种比较全能的舒缓成分。

2）洋甘菊

其有效成分为红没药醇，作为抗过敏、抗菌、抗炎、抗氧化的止痛剂，被德国食品药品委员会批准用于炎症性皮肤和烧伤的治疗。抗炎的同时减少疼痛因子的释放，减少受损皮肤的刺激感。有研究表明，和 0.5%氢化可的松相比，洋甘菊能够更快地减少晒伤皮炎的面积并加速愈合。其中红没药醇一般添加量为 0.2%~1.0%，大多数情况下达到 0.2%~0.5%。超出这一浓度范围，有效性反而会降低。

3）马齿苋

马齿苋在我国是各地可见的野菜。内服有清热利湿、消肿解毒的功效，外用可减轻皮肤的红斑、瘙痒、灼热、疼痛等炎症反应，被广泛用于湿疹、痤疮、激素依赖性皮炎、银屑病等皮肤问题。同时它对皮肤表面的多种细菌都有抑制作用，有"天然抗生素"的称号。在化妆品中，也可以作为抗氧化剂、保湿剂使用。

4）甘草酸二钾

甘草酸二钾的促愈作用主要是通过减少粒细胞的数量来减轻创面的炎症反应、促进肉芽组织形成、成纤维细胞的快速增殖、使上皮细胞爬行速度增快、新生的毛细血管增多，从而加速组织创面愈合来实现的。在黄褐斑、敏感肌的日常护理中，中国皮肤科专家也有此共识，认为甘草酸二钾可以起到抗炎、稳定致炎因子、淡斑、抗敏感的作用。

敏感肌，皮肤屏障受损还有救吗？

你是敏感性皮肤（简称敏感肌）吗？先来做一个自测。

1. 平时面颊颧骨、眉间、鼻翼处一直处于泛红状态。

2. 进入空调间，脸立马泛红。

3. 自觉有灼热、刺激、瘙痒、干燥感。

4. 面颊皮肤时而会有痘痘、细小鳞屑。

5. 经常因为月经期、冷热刺激、护肤品、戴口罩而过敏。

以上5条中，如果你占了2条以上，你大概率就是敏感肌了！

在我美容皮肤科门诊的求美者中，有痘痘、色素斑、皮肤松弛等各种问题，但是70%的人都兼有皮肤敏感的问题。同时皮肤敏感又会加重痘痘、色素斑等皮肤问题。怎么办呢？此时，我们会先处理皮肤敏感的问题，当你的皮肤状态转为健康的时候，其他各种问题也会跟着迎刃而解。现在我们就来看看敏感肌的由来。

/ 为什么肌肤会敏感？ /

肌肤敏感的原因主要有以下两点。

一是角质层受损。角质细胞和细胞间质形成了经典的砖墙水泥结构，这种特有的结构遭到破坏，屏障阻挡功能减弱，使得外界刺激性物质更易进入皮肤，导致神经末梢受到刺激，经皮失水率增加。

二是皮脂膜活跃度下降。皮脂膜是天然的锁水、抑菌的脂质屏障。皮肤干燥或者外部环境气温降低，会引起皮脂膜的活跃度下降，出油量减少。

/ 敏感肌和皮肤炎症难以区分？/

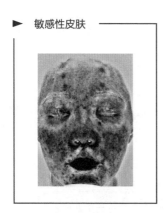

► 敏感性皮肤

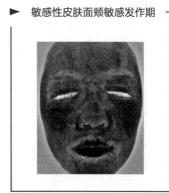

► 敏感性皮肤面颊敏感发作期

遇到肌肤问题，先不要急于去改善，先要确认自己是不是敏感肌（表1–11）！

表1–11　5种屏障受损肌肤区别

	敏感肌	过敏肌	脂溢性皮炎	玫瑰痤疮	激素依赖性皮炎
表现	干燥、泛红、刺痛、脱皮等，轻度持续且频繁	瘙痒、渗出，伴发过敏性鼻炎、哮喘	鼻翼外侧、面颊、头皮出油量大、泛红且伴有皮屑	面中央皮肤泛红、毛细血管扩张，或有痤疮、鼻部皮肤结缔组织增生	有长期激素药品、护肤品使用史，双侧面颊泛红、起疹、脱皮、毳毛

	敏感肌	过敏肌	脂溢性皮炎	玫瑰痤疮	激素依赖性皮炎
临床诊断	敏感性皮肤（SS）	特应性皮炎（AD）	脂溢性皮炎、脂溢性湿疹	酒渣鼻（rosacea，又称玫瑰痤疮）	糖皮质激素依赖性皮炎（HDD）
发病机理	屏障功能损伤、皮肤神经末梢功能失调、血管反应性增高等	包含湿疹、荨麻疹、药疹、接触性皮炎	皮脂腺活跃，马拉色菌繁殖，自身免疫功能紊乱	皮肤慢性炎症	糖皮质激素戒断引起的皮炎
主要诱因	护肤不当、内分泌失调、环境影响	遗传、免疫原因	饮酒及辛辣刺激、免疫原因	饮酒及辛辣刺激、环境影响、免疫原因	长期过度使用糖皮质激素
外用涂抹	单纯性无须用药	糠酸莫米松乳膏	复方酮康唑乳膏、他克莫司软膏	维A酸乳膏、甲硝唑凝胶	他克莫司软膏、硼酸洗液
内服	单纯性无须用药	氯雷他定片	维生素 B_6 片、维生素 B_2 片、伊曲康唑胶囊	多西环素胶囊、米诺环素片	氯雷他定片、西替利嗪片
光电项目	强脉冲光＋射频	谨慎光电，冷敷缓解	强脉冲光、黄金微针、红蓝光	强脉冲光、595染料激光、点阵（鼻部）	红蓝光、高频射频导入、电离子导入
护肤成分	神经酰胺、角鲨烷、洋甘菊、积雪草	透明质酸、尿囊素、甘油、氧化锌	二硫化硒、氧化锌、硫黄、硫酸锌	红没药醇、积雪草、甘草酸二钾	维生素 B_5、透明质酸、甘油、氨基酸
日常养护	合理护肤、减少刺激	避开过敏原	控油	避免去角质及日晒、高温刺激	注重保湿、瘙痒时湿敷缓解
注意事项	合理护肤、减少刺激；避免饮酒和食用辛辣刺激性食物；做好防晒				

敏感肌和过敏肌可以在家进行日常护理从而得到改善，而激素依赖性皮炎、玫瑰痤疮、脂溢性皮炎都需要第一时间到皮肤科就医。

/ 是什么让你变成了敏感肌？ /

（1）"过度"去角质

这里给大家纠正一个观念。去角质是一个非常常用的医疗手段，可以治疗痤疮、肤色暗沉、细纹、色素斑等，但是过度去角质对于皮肤是有害的。会导致皮肤屏障受损、出现敏感肌的问题。过度的化学剥脱、"刷酸"及过度使用磨砂产品都有可能使皮肤变敏感。

（2）护肤不当

护肤品使用不当。比如使用三无劣质护肤品；或者使用过多种类的产品和过高频率地使用刺激性产品，导致皮肤不耐受；频繁且过度地去美容院做皮肤"保养"；使用锐利的刮痧板及用错误的方法刮脸，都可能导致皮肤变敏感。

（3）医美副作用

过于频繁地使用强脉冲光、皮秒和超皮秒等激光治疗，未等首次治疗后皮肤状态恢复，就进行第二次治疗，会导致皮肤敏感、泛红、出现红血丝等问题。因此，选择医美请务必找正规的机构及专业医生，切勿轻信医美销售的过度推销。

（4）内分泌原因

女性在月经期间，皮肤会因为体内激素的改变而出现敏感的问题。此时，如果护理不当，甚至过度地刺激，会进一步加重敏感，转而成为慢性且持续性的皮肤敏感。情绪压力过大，也会加重皮肤的炎症反应。

（5）病理性原因

长期患激素依赖性皮炎、玫瑰痤疮都会使皮肤遗留敏感、泛红的问题。

/ 改善敏感肌的医学手段 /

怎么改善敏感肌？根据我多年临床治疗经验，请大家记住一个宗旨：敏感肌要三分治七分养。那么在治疗方面，医学上都有哪些干预手段呢？下面来给大家分个类。

（1）光

▶ 光子嫩肤——强脉冲光

590 nm滤光片波长段的强脉冲光对于扩张血管有封闭性的作用，因此可以改善面部颧骨处红斑，当炎症得到改善后，经皮失水量、角质层含水量都会有所改善和提升。家用美容仪中，家用的面部光子嫩肤仪器也可以用于日常养护，有去红、舒缓敏感的作用。因为在一定的疗程和次数的强脉冲光治疗后，皮肤色泽会更加明亮，皮肤细胞在定期的刺激下会加快更替，整体肌肤会更加细腻，纹理更平整，因此在美容皮肤科，强脉冲光治疗也俗称为"光子嫩肤"。

▶ 红蓝光——光生物调节

用专业的LED灯设备，在皮肤上进行低能量激光的照射。皮肤被照射的过程中，激光会激活皮肤自身的修复因子，启动皮肤再生的程序。在此过程中，痘痘的细菌会被抑制，皮肤炎症得到控制，血液循环加快，毛发毛囊的环境也会变得更健康。这样的专业方法，常在皮肤科用来紧急应对皮肤过敏、各种皮肤炎症、面部痤疮等皮肤问题。像敏感性皮肤出现干燥紧绷感、脱屑瘙痒、灼烧刺激等问题，都可以用它来缓解。整个过程无痛无创伤，照射后注意保湿即可，非常方便。

（2）电

▶微电流

中高频电流可以起到促渗透的作用。角质修复类的成分，如神经酰胺、角鲨烷、红没药醇、马齿苋等，可以被更深入地吸收，起到舒敏作用。

300~500 mA的微电流可以促进细胞线粒体内三磷酸腺苷的合成，增强细胞活力。

除了从内增加细胞的活性，特定高频率的电流还可以在皮肤的表面形成一个修复电场。正常皮肤和受损伤的位置，它们所带的电荷是不一样的。高频电流的修复电场可以识别这些受损伤的位置，然后从外周正常组织调取大量修复细胞和角质细胞帮助再生，使受损的位置恢复健康。

▶射频仪

射频作用于真皮层可以增加真皮纤维的厚度，增加皮肤的耐受度。临床上一般可以配合强脉冲光来改善敏感性皮肤。

（3）护

敏感性皮肤会出现不同程度的皮肤损伤表现，护肤品和美容仪联合使用的效果会明显高于单独使用护肤品的效果。护理可以从以下两方面入手。

一是保湿巩固屏障，起作用的成分主要有以下几种。

▶ 神经酰胺

其为生理性脂质，在人体细胞间脂质中的含量达 50% 的重要组成部分。分子结构是两条长碳链的烷基。神经酰胺通过与角质层细胞膜表面蛋白酯键连接起到黏合细胞的作用。如果皮肤中的神经酰胺减少了，就会使角化细胞间黏着力下降，导致皮肤干燥、脱屑。

▶ 角鲨烷

其为动物油脂，现在可以从橄榄油中直接获取。化学稳定性高，有高度的滋润性和保湿性，不易引起过敏，并且可以加速成分向皮肤中渗透。

▶ 维生素B$_5$

维生素B$_5$，水溶性，容易穿过角质层起到保湿作用。也是辅酶A的组成部分。外用对于皮肤敏感、炎症也有不错的修复、舒缓的作用。

二是去红抗炎，用到的成分主要有以下几种。

▶ 积雪草

为伞形科积雪草植物，可抑制一氧化氮、肿瘤坏死因子α、白细胞介素-6 等炎症介质，可减少炎性反应。同时还可以促进胶原蛋白 I 和Ⅲ的合成，以及黏多糖分泌。

▶ 甘草酸二钾

其为甘草提取物，可以协助美白、止痒、调节皮脂等。外用时对皮肤屏障受损、敏感导致的皮肤慢性亚急性炎症、炎症性黄褐斑都具有一定的改善作用。

▶ 红没药醇

植物中的成分，添加量为 0.2%~1.0%，大多数情况下是 0.2%~0.5%。针对皮肤过敏有消炎抗菌作用。

▶ 马齿苋

又名蚂蚁草，是一种多肉质野生草本，含有 L–去甲肾上腺素、多巴胺、维生素 C、维生素 E。具有抗过敏和去红的作用，对于红色痘印有一定的改善作用。

/敏感肌家庭养护攻略/

（1）简单清洁

敏感肌人群应减少洗脸次数，特别是敏感期间可以考虑 1~2 天洗一次脸。建议白天用清水洁面，晚上用氨基酸类或 AGP 类的清洁产品[1]，可以维持皮肤表面的弱酸性，同时对皮脂膜有一定的保护作用。

注意：使用氨基酸和 AGP 类的清洁产品觉得洗完脸后还是油油的没洗干净，这种感觉是正常的。请不要去追求干爽感，干爽就意味着皮脂膜被你全洗掉了，皮肤会受到刺激。

（2）美容仪护理*

▶ 红蓝光 LED

首选复合光，其次为红光。每周 2~3 次，每次 10~15 分钟，2 周

---

[1] AGP 类清洁产品：是一类含有烷基糖苷成分的天然植物性非离子表面活性剂。和氨基酸类洗面奶一样，清洁过程对皮肤相对温和，有助于保护皮肤屏障。

后皮肤一般会有好转。

红蓝光选用大排灯和面罩类会对皮肤的覆盖比较全面；若是选用手持设备，重点照射皮肤易敏感位置，如颧骨面颊处。

▸微电流

微电流的促渗模式，低能量，低频率，每次 3~5 分钟，每周 1~2 次即可。建议配合舒缓类成分的产品导电。

记得尽量避免使用综合类美容仪中第一步的清洁模式！

▸射频仪

建议每周 1~2 次，每次间隔 1 天，操作 10 分钟以内。若后期皮肤耐受了，可以适当延长使用时间和提高使用频率。

敏感性皮肤到底能不能使用射频类仪器，这在护肤界有一定的争议，甚至有些射频类美容仪厂家为了避免商业风险，在自身的产品说明书上注明敏感性皮肤避免使用。但是在皮肤科，相对认可射频仪对于敏感性皮肤的正向改善作用。

刚操作完射频会有皮肤变红、血管变明显的表现，但静待 30 分钟即可恢复。

（3）冰敷

皮肤过敏期间，尽量多冰敷，减轻炎症。尽量避免吹热空调或热敷。

（4）保湿和防晒

敏感性皮肤的水分流失率高，皮肤干燥，容易产生皮屑的剥脱，导致皮肤进一步脆弱，形成一个恶性循环。因此，建议日常多使用一些含神经酰胺、角鲨烷、泛醇、甘油类的保湿产品。生理性脂质可以增加角质细胞的黏合度，使角质层更稳固。非生理性脂质，如矿油类产品，有强大的皮肤表面锁水功效。两者可以结合使用。

皮肤敏感的原因并非只有大家理解里的过度去角质，晒伤也会使皮肤的慢性炎症经久不愈，最终导致皮肤敏感。已经是敏感肌的人群更要一年四季做好防晒，日晒会加重皮肤敏感的反应。

防晒产品分为物理防晒剂和化学防晒剂。下面教大家如何区分和选择。

物理防晒剂的成分主要为二氧化锌、氧化锌，只停留在皮肤表面，不会被吸收，可以降低皮肤过敏的发生率。化学防晒剂轻薄，如果使用者长期使用某款防晒剂，并没有出现不适感，那就可以继续使用。

物理防晒剂不易引发过敏，但是厚重，不太容易清洁。有些敏感肌的人群对于皮肤上的附着感特别不适的，会过度清洁，造成二次敏感。化学防晒剂容易清洁。所以如何选择防晒产品还是要看个人的选择。

（5）避免使用的美容仪器和护肤操作

▶ 美容仪

洗脸仪、家用微针、家用点阵、面部刮痧、面部拨筋。

▶ 护肤方式

物理去角质、化学剥脱（"刷酸"）、使用刺激性的护肤品。

以上的方法尽量避免自行在家使用，在专业医生的指导下可以适当进行。

痘痘肌肤，"痘"与"痘"大不同怎么办？

　　痘痘，是困扰着大部分少年、青年及中年人的皮肤问题，可不要小看它。你身体和心理的健康状态、生活环境状况、护肤方式，全用"长痘痘"的方式体现在你的脸上了。让我们一起来揭秘这些痘痘们想要告诉你的身体信息。

/痘痘的不同形态及形成原因/

　　青春痘、痘痘的学名都是"痤疮"，而痤疮在临床上又有以下不同形态的兄弟姐妹：粉刺、丘疹、脓疱、囊肿、结节等。

　　比如额头一颗颗的疙瘩、鼻子上的黑头、脸上发红的痘痘、下巴的白色脓头，甚至脸颊上又大又硬，挤又挤不出，还常年消不下去的结节，这些都是痤疮。

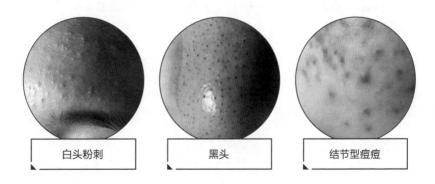

| 白头粉刺 | 黑头 | 结节型痘痘 |

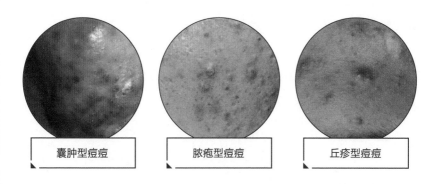

| 囊肿型痘痘 | 脓疱型痘痘 | 丘疹型痘痘 |

痤疮形成的 4 大因素包括油脂堵塞、表皮过度角化、微生物紊乱、炎症。

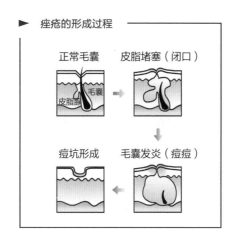

► 痤疮的形成过程

正常毛囊　皮脂堵塞（闭口）

毛囊

皮脂腺

痘坑形成　毛囊发炎（痘痘）

/ 你知道自己是什么肤质类型吗？ /

临床上，皮肤的主要分类及判定标准分为以下三种。

（1）中性皮肤（normal skin，N）

角质层含水量 10%~20%，油脂分泌适中，皮肤细腻，有弹性，紧致度好，是理想标准的皮肤状态。

（2）干性皮肤（dry skin，D）

角质层水分低于10%，油脂分泌量少，皮肤干燥、脱屑、毛糙，容易出现干纹，色素沉着，年龄偏大者多见。

（3）油性皮肤（oily skin，O）

角质层含水量正常，油脂分泌量大，皮肤表面光滑油腻，眉间、鼻翼旁双颊毛孔粗大，容易长痘痘。青春期人群多见。

混合性皮肤主要表现为面部T字区出油量大，但是双面颊正常或干燥。

以上为皮肤科基础分类法，为了更好地选择护肤品和皮肤医疗美容项目，可以进阶参考褒曼医生分类法：

①干性D/油性O；

②敏感性S/耐受性R；

③色素性P/非色素性N；

④皱纹性W/紧致性T。

根据8种不同的选项，共可以分出16种肤质，相对更加细致。比如"油性、敏感、色素、紧致"型皮肤，"干性、耐受、非色素、皱纹"型皮肤。如果了解了自己的敏感性和耐受性，就可以更注意个人平时的清洁力度，"刷酸"浓度和频率。而色素性和非色素性是对色素肤质的区分。例如，有些人容易长色素斑、留下痘印、晒黑，属于色素性，反之就是非色素性。色素性皮肤在做皮肤美容激光后，特别容易色素沉着，反黑，需要严格控制激光的能量、频率，以及术后的修护。日常护理中，色素性皮肤可以多选择联合美白类成分的抗衰、保湿产品，会对提升整体气色有很大的帮助。皱纹性和紧致性的区别在于，皮肤紧致性人群不容易出现法令纹、抬头纹、鱼尾纹，皮肤轮廓较为紧致，反之就是皱纹性。该分类也对日常护肤和医美选择有指导性意义。

/ 油性皮肤的罪魁祸首——皮脂腺 /

产生油性皮肤的罪魁祸首是皮脂腺。皮脂腺在头皮、面部，特别是额、鼻翼等处最多，额部数量为 400~900 个/cm^2，每小时分泌 50~150 μg 皮脂。

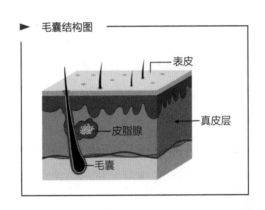

► 毛囊结构图

表皮

真皮层

皮脂腺

毛囊

皮脂腺腺体活跃度受到以下多个因素影响。

（1）内分泌

雄激素分泌量多，刺激油脂分泌旺盛。肾上腺皮质也会少量分泌性激素。

（2）年龄

20~40 岁年龄层皮脂腺的分叶结构明显，该结构随着年龄增大逐渐萎缩。所以儿童、中老年人皮肤偏干，而处于青春期、青年期的人皮肤偏油。

（3）性别

男性皮脂腺萎缩的程度和速度会比女性缓慢。

（4）温度

气温每升高 1 ℃，皮脂腺活跃度增加 10%，所以南方人皮肤偏油，北方人皮肤偏干；夏季出油多，冬季出油少。

（5）湿度

湿度高，皮脂乳化及扩散会变慢。

（6）饮食

1）高糖分饮食

高糖分会刺激胰腺分泌胰岛素，胰岛素的分泌会带出少量胰岛素生长因子的释放，同时刺激皮脂腺油脂分泌活跃。

2）牛奶

牛奶中含有胰岛素样生长因子及乳清蛋白，会刺激皮肤油脂分泌、体内脂质分泌。无论是全脂和脱脂牛奶都不适宜痘痘肌肤的人大量饮用，酸奶相对比较安全。

3）富含亮氨酸的食物

富含亮氨酸的食物会激活雄激素，加重皮肤油腻。例如，牛肉、奶酪、烤鱼、黑鳕鱼等都含有大量的亮氨酸。

4）酒精

酒精会降低皮肤免疫力，增加细菌感染程度和炎症，同时增加睾酮释放，使毛囊分泌更多油脂。

5）其他

高脂肪、高盐及煎、炸、烤的食物等，都会增加皮肤油脂分泌。

（7）生理周期

女性月经前后，雌激素减少，雄激素效应增强，因此油脂分泌量增多，容易出现痤疮。

（8）清洁方式

过度清洁，追求洗脸后的干爽感，其实是相当于把面部的皮脂全洗掉了，此时皮脂腺会应激性地分泌大量油脂来进行皮脂膜的恢复。

/ 不同的痘痘，如何区分？ /

（1）"姨妈痘"——跟月经一起出现的下巴痘

原因：女性在月经前期雌激素会达到一个低点，虽然雄激素本身没有增加，但是雌激素降低了以后，雄激素的效应反而会增加，从而引起油脂分泌旺盛，毛孔堵塞。

部位：下巴属于雄激素受体敏感地带，受月经周期影响而突然长痘的概率较大。

解决方法：

①月经前 7~10 天，局部涂抹酸类产品，预防毛孔堵塞。

②痘痘部位涂抹夫西地酸乳膏，每天 2 次，连续 3~5 天。

（2）青春痘——过了青春期后照样可以疯长

原因：生长发育旺盛，油脂分泌代谢加快；学业工作压力大，精神焦虑。

表现：以粉刺丘疹为主，严重的可见脓疱、结节。一般于面颊、额、颞部散在分布。

解决方法：

①黑头闭口，夜间涂抹维A酸软膏或阿达帕林凝胶。

②红色痘痘及脓疱，涂抹夫西地酸乳膏或莫匹罗星软膏。

③结节、囊肿需使用红蓝光照射消炎，并至皮肤科处理。

（3）化妆品痤疮——护肤品不适合你的警报

原因：护肤品、清洁剂、香波中的刺激成分导致痘痘的发生。

表现：偶发数颗痘痘，以粉刺、丘疹为主。

解决方法：

①停止使用含致敏成分的护肤产品。

②使用舒缓和保湿护肤品加快屏障修护。

（4）玫瑰痤疮——不属于痤疮

原因：玫瑰痤疮并非寻常痤疮，而是自身免疫、面部微生态失衡引起的长期、顽固的面部皮肤慢性炎症。

表现：除了痤疮，以面中央（鼻部）泛红为典型表现。

解决方法：

①面部伴红色丘疹的需口服抗生素。

②强脉冲光去红血丝，减轻灼热泛红。

③点阵激光处理酒渣鼻的凸起。

（5）毛囊炎——后背长的"痘痘"不是痘痘

原因：金黄色葡萄球菌、马拉色菌、螨虫引起的毛囊炎症。油脂分泌旺盛、免疫力低下、不注重卫生的人群多发。

表现：发生在头皮、背部皮肤较厚的位置，以红色丘疹和白色小脓疱为主。男性在剃须不当时，也容易多发口周部位毛囊炎。

X	小贴士
	轻度痤疮，可以通过改善生活护肤习惯来控制；而中重度的痤疮，建议及时就医进行治疗。

解决方法：

①使用硫黄皂清洗背部皮肤。

②细菌性毛囊炎使用夫西地酸乳膏或莫匹罗星软膏。

③真菌性毛囊炎可以用酮康唑洗剂、益康唑乳膏涂抹。

/家用光电祛痘的三个科学维度/

（1）控油

射频类仪器：家用的射频仪，无论是双极、三极还是其他形式，都可以通过升高皮肤温度，抑制皮脂腺的活跃性，减少油脂分泌。

医美项目：深蓝射频、热玛吉、热拉提、黄金微针等都可以控油。

等离子：目前市面上有很多超声波、电离子促渗家用美容仪。在一定程度上，可能可以疏通毛孔，并将控油保湿成分导入，但是否有明显、持续性的作用还需要进一步的临床验证。

祛痘仪：目前市面上有一些综合了蓝光、电流导入、射频的祛痘美容仪器，但其运用的医学光电机制还是离不开上述原理。

（2）去角质

清洁类仪器：洗脸仪、综合类美容仪器中第一步的清洁模式，可以洗去覆盖在皮肤表面的油脂。但不要过度使用，否则会刺激皮肤，磨损角质层，甚至损伤皮肤屏障。

黑头铲：以其平滑的表面对鼻部周围皮肤进行滑铲，有一定挤压毛孔排出角栓的作用，同时也会有剥脱角质的作用。

（3）消炎杀菌

光动力疗法：LED红蓝光中，415 nm左右的蓝光，可以激活皮肤中痤疮丙酸杆菌的卟啉，生成活性很强的单态氧。单态氧能与附近的细菌、坏细胞发生氧化反应，并将它们清除，恢复皮肤的健康。此疗法是一个非常精准的痘痘治疗方法，适合于皮肤涂抹维A酸软膏、阿达帕林凝胶等药物不耐受或效果不佳的长痘人群。

/有效祛痘的两种方法/

（1）"刷酸"

脂溶性酸类产品，渗透性更强，不仅可以加快角质代谢，同时还可以渗入毛囊起到消炎、溶解角栓的作用。其中的水杨酸和杏仁酸是比较常用的脂溶性酸类。

水杨酸可起到控油、去角质、收缩毛孔的作用。日常面部护肤品建议使用浓度在2%左右，过高则会有皮肤过敏的风险。孕妇不建议使用。

甘醇酸：医用的甘醇酸有 20%、30%、50%、70% 等不同浓度，使用浓度超过 50% 者需要在皮肤科医生的指导下操作。

柠檬酸：一般有 20%~35% 的浓度，可以起到提亮肤色的作用。可以和甘醇酸、杏仁酸进行混合使用。

维 A 酸：医用药品，护肤品中不可直接添加，一般使用维 A 酸的衍生物——视黄醇。维 A 酸刺激性比较强，会有干燥、灼热、脱皮等明显不适感，需要建立耐受。0.025%~0.05% 的浓度就有稳定的治疗效果。有很强的光毒性，需要避光使用。

（2）使用有祛痘成分的护肤品

茶树精油：其可以抑菌抗菌，可以改善皮脂分泌旺盛、脂溢性皮炎、痤疮等症状。

烟酰胺：其可以减少皮脂中的脂肪酸和甘油三酯的产生，从而控制皮脂分泌。有实验证明，2% 的烟酰胺对皮肤有一定的控油效果。外用烟酰胺能够提高神经酰胺和游离脂肪酸的含量，防止皮肤水分流失，并促进真皮层的微循环，增强皮肤的屏障功能。

视黄醇：在皮肤内转化为维 A 酸进行作用，使得表皮和结缔组织增生、消除皱纹，常添加在护肤品中使用。同时对于皮脂腺体活跃度有抑制作用，对于已形成的痤疮有消炎作用。

丹参酮：丹参提取物，对雄激素有拮抗作用，可以抑制皮脂的分泌。对于金黄色葡萄球菌也有一定的抑制作用，同时还具有一定的抗炎作用。

雌激素在临床上对于痤疮有显著的作用。但由于雌激素或合成雌激素均为甾体类激素，在使用的同时会有许多不良反应，如引发乳腺癌、卵巢癌和子宫癌，以及诱发心脏病、中风等血栓栓塞性疾病等。因此，植物类雌激素就成了非常好的替代品，既没有上述不良反应，又能达到相似的效果，但作用强度与动物雌激素相比较还是偏弱。

水杨酸酯、茉莉酸酯、白藜芦醇、异黄酮、二氢黄酮类、苯酚类、蒽醌类等植物类雌激素可以起到抑制皮脂腺分泌、减轻炎症、抑制表皮过度增生、促进胶原蛋白再生等作用。

研究表明，涂抹过大豆异黄酮的大鼠皮肤中的原胶原蛋白的含量比阴性对照平均多 25%，其机理可能与雌激素相同。

目前，大多抗粉刺类护肤品中除了酸类的成分，都会配合添加一些植物类雌激素成分，一是为了起到上述 4 个抗痘作用，二是可以减轻酸类成分对皮肤的刺激程度，保护皮肤。植物类雌激素成分是和酸类成分相辅相成的功效性成分。

/内调"祛痘"怎么做？/

平时可以多吃一些下列食物，它们含有天然的雌激素：黑豆、大豆、海带、蜂王浆、枸杞子、芹菜、葛根、鱼腥草、红薯、无花果、猕猴桃、柿饼、草莓、柚子、桑葚。

其中每 100 克大豆就含有 16~150 毫克大豆异黄酮，大豆异黄酮属于植物类雌激素，有模拟人体雌激素的作用。在双向调节雌激素的同时具有抗氧化、减少血栓、减轻动脉硬化的作用，豆浆就属于很好的饮品。海带除了含有黄体酮，其中含有的海带多糖肽对急性辐射损伤也有一定的修护作用。

高糖、油腻饮食会加重出油，因此以下食物要较少摄入：牛奶、奶茶、蛋糕、巧克力、亮氨酸含量高的肉类食物（如牛肉、猪肉）。

研究证实高亮氨酸食物可以通过激活 TLR 通路促进炎症产生，激发痘痘。牛奶里的胰岛素样生长因子会导致油脂分泌旺盛。据统计，每天喝 400 毫升以上脱脂牛奶的女性，长痘概率增加 44%。这最早是在 2005 年由哈佛医学院提出的，国内专家对此也达成了共识。

毛孔粗大，
在家就能改善吗？

大家是不是经常在对镜仔细欣赏着自己的美丽脸庞时，会突然发现自己的毛孔竟然越看越清晰，越看越觉得粗大？这可能是让大多数爱美人士瞬间情绪低落的元凶。那么，毛孔粗大是怎么造成的呢？又该如何去改善呢？本节我就为大家细细讲解。

/ 毛孔粗大的类型 /

根据临床定义，单个毛孔的圆形孔径面积超过 0.02 mm²，就可以被定义为毛孔粗大。

毛孔粗大分为以下 4 种主要类型（排列顺序代表发生率）。

①油性毛孔粗大。

②衰老性毛孔粗大。

③机械性毛孔粗大。

④干性毛孔粗大。

以上几种类型，可以通过使用家用美容仪联合护肤品进行改善。但无论是通过自行护理或者是医美专业手段，都不会有零毛孔的效果。改善程度因人而异。

/不同类型毛孔粗大的改善方式/

（1）油性毛孔粗大

表现：最常见的毛孔粗大类型，主要以鼻头、眉间、鼻翼旁双侧面颊三块区域毛孔粗大为主。毛孔呈圆形。

形成原因：毛囊肥厚，皮脂溢出旺盛。

▶ 鼻头、眉间、鼻翼旁双侧面颊毛孔呈圆形粗大

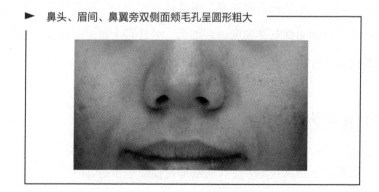

▶ 油脂分泌旺盛部位，在紫外光下能看到明显的卟啉、紫质反光

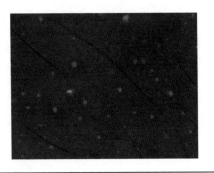

● **改善方法**

▶光

家用光子嫩肤：针对局部毛孔粗大位置进行 2 遍治疗，每周 2 次，连续 1 个月。通过强脉冲光的光热刺激，改善皮肤油脂分泌量，同时促进真表皮的代谢更替，使得毛孔细腻，肤质光泽。

红蓝光LED：选择蓝光（415~440 nm）模式，原理同《痘痘肌肤，"痘"与"痘"大不同怎么办？》章节。

▶电

电流促渗模式：很多家用美容仪中都配有电穿孔模式。可以在皮肤表面打开电流通道，将护肤品中的控油成分通过电离子更深地送入皮肤和毛囊，发挥作用。

专业光电仪器：光子嫩肤、射频微针、皮秒和超皮秒等光电项目，都可以在解决肤色暗沉和皮肤松弛的同时，起到控油收缩毛孔的作用。

▶护

果酸类产品：目前被认为是抑制毛孔粗大、调节油脂分泌旺盛比较有效的产品。同时可以轻微剥脱角质，改善毛囊口堵塞问题。

控油类：锌、硫黄、维生素B、大豆异黄酮、丹参酮等。

抗炎、抗菌成分：辣椒素、蜂胶、青蒿挥发油、丁香、迷迭香、金缕梅提取物、茶树油、飞燕草素。

（2）衰老性毛孔粗大

表现：毛孔被皮纹线折叠，显示于双侧面颊旁，椭圆形毛孔。

形成原因：真皮层胶原纤维流失，皮肤弹性差，毛囊周围缺乏真皮弹性胶原的支撑。

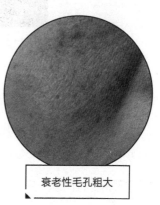

衰老性毛孔粗大

● 改善方法

▶光

红外线IR：波长1100~1800 mm范围内的红外光穿透深度可以达到1 mm以上，可以加热水分，胶原蛋白受热后收缩，同时启动皮肤的热损伤修复，使得皮肤整体紧致，毛孔缩小。

LED红光：630 nm以上的红光，穿透深度在0.55 mm。通过光调节作用，促进成纤维细胞增殖、胶原和前胶原的黏附和合成、血管生成，刺激巨噬细胞和淋巴细胞等。还可以诱导产生更多的生长因子，例如角质形成细胞生长因子、转化生长因子、血小板衍生生长因子等。

▶电

射频仪：1周2~3次，连续2个月以上方能看到改善。

小酒窝伊森的美肤小课堂

> 射频治疗后的效果好不好，
> 怎么判断？

长期效果：据研究，规律性的射频治疗后，皮肤在2~6个月时会出现胶原合成高峰。因此，射频类仪器和治疗的效果显著期都在2个月以后。超声刀、热玛吉、热拉提、黄金微针亦是如此。

即刻效果：面部轮廓紧致、皱纹变浅是胶原热收缩导致的，不会持续很久。因此不要作为效果来比较，也不影响后续的长期效果。

▶护

乳糖酸：作为天然保湿剂存在于皮肤中，刺激性比较小。同样可以抗衰老，也有酸类促进细胞更替的作用。

维A酸类：视黄醇为其衍生物，即使在护肤品中浓度不足1%，也可起效，促进表皮和结缔组织的增生。

多肽类：胶原经过蛋白酶降解处理后制成。寡肽、五胜肽、六胜肽类都有促进胶原蛋白、弹力纤维和透明质酸增生的作用。

玻色因：山毛榉树中提取的一种木糖苷，可以刺激氨基葡聚糖和蛋白多糖合成，促进生成透明质酸和胶原蛋白，提高真表皮间的黏合度。

抗氧化类：如维生素C、维生素B、虾青素、多酚、白藜芦醇、硫辛酸等。抗氧化，清除自由基是改善衰老性毛孔粗大不可缺少的环节。

（3）机械性毛孔粗大

表现：比普通粗大的毛孔更大、更深、视觉上更黑。

形成原因：清黑头时，机械性地使用手挤压毛孔，毛囊周围组织受到破坏。或者由痤疮、毛囊炎症导致的组织缺损形成。需要和痘坑（痤疮凹陷性瘢痕）做区分。

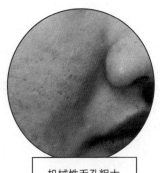

机械性毛孔粗大

家用美容仪及护肤品针对这类毛孔粗大的效果不佳。建议去正规的皮肤科或医美机构改善：点阵激光、黄金射频微针、微针。

（4）干性毛孔粗大

表现：干性皮肤护理不当而出现的毛孔粗大，以双侧面颊为主。

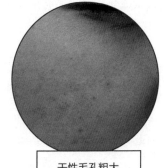

干性毛孔粗大

● **改善方式**

▶ 电

促渗仪：超声、射频、电流均可进行导入，每周 1~3 次，需配合补水保湿类的导入液。

专业美容项目避坑

干性毛孔粗大在问题皮肤、医美光电术后恢复期、北方天气干燥的人群中多见。属于皮肤暂时水分流失过多的状态，只需加强保湿护肤品涂抹频率就可以很快改善。有些求美者过度焦虑，过多地进行激光、射频等光电类项目的操作，反而会加重干燥的表现。

可以使用水光机的透皮方式，给真皮导入一些搭配维生素、矿物质、氨基酸的复合水光产品，每月1次，连续3次，就可以很快见到毛孔变细，皮肤色泽提亮的改观。干性毛孔粗大不建议进行滚针导入，因为皮肤损伤大，水分流失更快。

▶ 护

基本所有乳液、面霜类护肤品都可以起到封闭皮肤表面、减少水分流失的作用。

封闭保湿：含矿脂、羊毛脂、二甲基硅氧烷、液体石蜡成分的高保湿产品，比较适合干性皮肤，或秋冬季节外环境干燥、水分蒸发快时使用。

保湿成分：甘油、泛醇、透明质酸、氨基酸，适合干性皮肤日常使用。

面部色素斑种类多，哪些可以自行护理？

很多患者在我出门诊的时候问我："市面上有各种祛斑产品，号称一瓶可以去除妊娠斑、雀斑、晒斑等各种斑，可能吗？"当时我就很震惊：真是什么样的虚假宣传都敢做啊！色素斑分为很多种，有的病程漫长，有的需要多次破皮、口服药物等大工程修整，怎么能通过一瓶护肤品就简单去除了？

色素斑分为很多种类，有的需要治疗，有的自行在家护肤和调理就可以控制好，接下来和大家详细讲解一下。

/ 色素斑的类型 /

● 雀斑

其也称为"雀子""雀子斑"。特点是，斑点呈不规则米粒样大小，咖啡色，比较密集分布于鼻背及面颊。

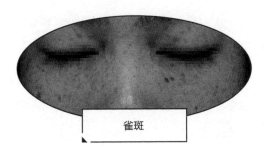

雀斑

发生原因

①显性遗传。

②日光暴晒，夏季暴晒后会加重。

临床治疗方法

①以 30%~70% 的三氯醋酸，或者高浓度的果酸来进行化学剥脱。

②强脉冲光 IPL。

③调 Q 激光 694 nm、532 nm 等，以爆破结痂方式去除。

日常预防

①注意防晒。

②多食用富含维生素 E 和维生素 C 的食物。

● 太田痣

　　其又称为眼上腭部褐青色痣。多表现为单侧眼周皮肤及巩膜、颞部、颧骨部的蓝色、褐色、青色、黑色的片状色素斑。女性多见，大部分人群在 1 岁内和青春期两个年龄段发生。

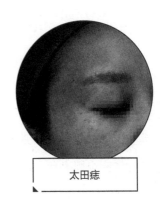

太田痣

原因

　　和遗传、雌激素和精神因素关系密切。是常染色体显性遗传，在胚胎发育期间，黑色素细胞沿神经嵴向表皮移行时发生错误，停留在真皮内而导致。黑色素细胞在真皮浅层停留多的，呈褐色；真皮深层多的，呈现蓝紫色。

治疗方式

　　首选激光治疗，使用 755 nm、1064 nm 波长的纳秒、皮秒级激光在色素斑位置进行高能量的爆破治疗。术后皮肤结痂到脱痂，需 7~12 天修护。由于对皮肤损伤大，建议每次治疗间隔 2~3 个月时间。次数和治疗时间较多，一般 10 次后，部分人能达到色素淡化 50%，甚至70% 的满意效果。

　　另外，化学剥脱和中药内调等方法，对于太田痣也有一定的疗效。

● 老年斑

学名

脂溢性角化、老年疣、基底细胞乳头瘤。

和日晒、慢性炎症刺激有关。多发于60岁以上的男性，但二十几岁、三十几岁也有可能长老年斑。比如，你去沙滩上晒了日光浴，回来突然颞部、面颊多出来一个圆盘状、咖啡色、独立的斑块，这就是老年斑了。

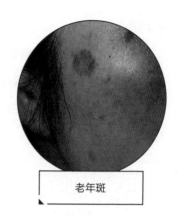

老年斑

治疗方式

①冷冻。

②二氧化碳激光，Nd.YAG 55 nm、532 nm等波长激光。

③电灼烧。

有增厚高出皮肤的，必须用剥脱性的治疗方式才能够去除，如冷冻、二氧化碳激光、点灼烧等。平于皮肤的色素斑，用皮秒755 nm、调Q激光532 nm进行爆破。一般来说，1~3次就可除去，但是有复发的可能。

● **褐青色痣**

这个比较容易和雀斑混淆，它的特点就是在颧骨、颞部位置对称出现，玉米粒大小、青色、褐色。

但褐青色痣不像雀斑，它发现的时间较晚，一般在25岁后产生，女性多于男性，直径1~5 mm，面部平均10~20个。

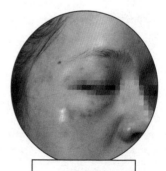

褐青色痣

形成原因

有 20%~30%的家族史因素，是在胚胎发育时期黑色素细胞向表皮转移而导致。

治疗方式

它的黑色素颗粒从表皮到真皮以下都有，涂抹任何护肤品基本上都没有肉眼可见的改善，日晒后会加重。只能去正规医院就医，也因为黑色素细胞涉及真皮层，因此激光爆破深度和强度大，要做好反黑的心理准备。优先选择超皮秒 1064 nm 波长、调 Q 激光的 1064 nm 波长。

● 黄褐斑

其又称肝斑，妊娠斑。蝴蝶状，表现为形状不规则的黑色、褐色色素，双面颊对称出现。

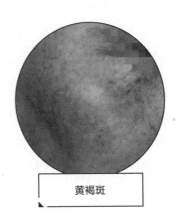

黄褐斑

诱因

①过度暴露于紫外线。

②雌激素水平升高。

③精神压力。

④护肤品使用不当。

⑤药物等。

因此，除了治疗，日常养护和避开此类因素也很重要。

临床治疗

①外用涂抹：氢琨、维 A 酸、壬二酸。

②口服：氨甲环酸、维生素 C。

③激光：强脉冲光、调Q和Nd.YAG激光。

④美塑疗法：可以用微针加快色素代谢。水光导入营养类的产品，增厚皮肤，增加营养。

⑤健康教育：严格做好防晒，避免使用光敏性药物，劳逸结合，避免熬夜、精神焦虑等。

小酒窝伊森的美肤小课堂

> 黄褐斑能用医美手段治疗吗？

黄褐斑是困扰很多女性的问题，随着医美诊所的普及，黄褐斑的治疗也是美容皮肤科的常见项目。但是黄褐斑的进展过程和分型相对复杂，进展期（活跃期）的黄褐斑还在进行性地发展，色素斑的深度和范围在扩大。如果此时用激光治疗，容易激惹黑色素细胞，有很高的风险导致色素斑加深、加重。因此建议用水光、微针、内服药物等保守的方式进行治疗。待黄褐斑进入稳定期不再扩大和增长之后，再使用激光类仪器，如超皮秒1064 nm进行大光斑低能量的平扫，是一个不错的治疗选择。

● 咖啡斑

其俗称为胎记，一出生就有，颜色有点像咖啡混着牛奶。所以它还有一个很好听的名字，牛奶咖啡斑。表现为圆形大面积，随着年龄的增长会变大。

原因

咖啡斑与日晒无关，属于遗传性的

咖啡斑

皮肤色素斑。

治疗方式

临床一般使用激光爆破治疗，如皮秒 755 nm 波长、调 Q 激光 532 nm 波长。咖啡斑需要爆破的次数相对较多，每次爆破后都有可能发生暂时的反黑加深，需要做好心理准备。该治疗区域颜色反黑加深的过程可能维持 3~6 个月，但最终会褪去。

● 色素性毛表皮痣

其又称为贝克尔痣，和咖啡斑色泽形状很像，为咖啡色大面积的斑块，但不仅是颜色问题，还有一定的增生，高于皮肤，甚至有表面毛发增多的现象。

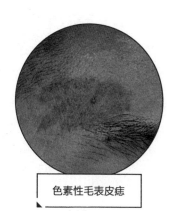

色素性毛表皮痣

大多后天发生，男性多见，好发于肩部。临床表现为稍高于皮面的色素沉着斑。面积可在 1~2 年内缓慢增大，随后保持稳定，少数患者可合并先天性发育异常。

原因

①遗传。

②雄激素敏感性高。

治疗方式

①皮秒、超皮秒、调 Q 激光。

②二氧化碳剥脱激光。

/护肤品和美容仪的搭配祛斑方法/

（1）光

家用光子嫩肤：家用美容仪中的光子嫩肤类，也就是应用强脉冲光原理的仪器。对于面部色素斑的黑色素有爆破和加快代谢的针对性作用，使用也简便快速。对于肤色暗沉、毛孔粗大也有一定的改善作用。每周可使用 2~3 次，使用后立即使用保湿舒缓产品。

✕	小贴士
	祛痣、洗文身、去疣对皮肤损伤大，目前号称有此类功效的家用美容仪器，不能完全保证效果和安全性，需谨慎考虑。此外，想要色素斑完全去除，依然需要到正规皮肤科就医，家用产品只能用作养护和淡化。

适合：雀斑、黑色和红色痘印、浅表的脂溢性角化、发红的痘痘、光老化皮肤。注意避开色素痣，戴好护目镜。黄褐斑需分型论治，不能盲目操作。家用光子嫩肤不能替代专业光子嫩肤的治疗作用。

家用红蓝光：LED红蓝光中的黄光和红光，都可以减少黑色素细胞的增殖，降低酪氨酸酶的活性及抑制黑色素的合成。适合皮肤暗沉、黄褐斑、敏感肌肤的人群照射使用。该作用原理属于光的生物刺激效应，虽然比皮秒、光子嫩肤等直接爆破黑色素颗粒（选择性光热效应）的方式温和，但美白抑黑作用力度有限，一般作为美白淡斑辅助方式。家用红蓝光产品的操作时间同样不建议过长，否则容易引起光老化，造成暗沉。

（2）护

果酸类：果酸类产品都可促进角质剥脱，使黑色素代谢加快。

维生素C及其衍生物：抑制酪氨酸酶的活性，减少黑色素的生成。

烟酰胺：抑制黑色素的生成，同时减少黑色素颗粒从基底层向角质层转移。

熊果苷：可以竞争性结合酪氨酸酶活性点位，抑制多巴的生成，使黑色素的生成量减少。属于高效温和的美白成分。

曲酸：既能抑制黑色素的合成，又可以加快角质剥脱，代谢黑色素。

以上护肤成分都是常见的美白淡斑类成分。但作为色素斑之一的黄褐斑，会由于皮肤屏障受损，皮肤内炎性因子浸润的特殊状态，而对护肤品的温和度和配方中的修护类占比有一定的需求。因此在2021年，中国皮肤科专家们专门整理了更适合黄褐斑求美者们日常使用的护肤品成分（表1-12）。

表1-12　可改善黄褐斑的护肤成分

类型	成分
美白类	甘草提取物、左旋维生素C、4-N-丁基间苯二酚、白藜芦醇、谷胱甘肽、鞣花酸、桑叶提取物、芦荟素
修复类	滇山茶、马齿苋、青刺果、三七

若大家只有肤色暗沉、晒斑、雀斑等情况，可以选择以上提到的成分。如果面部有黄褐斑的话，则主要关注下列护肤成分。

像光甘草定、维生素C、丁基间苯二酚等美白成分可以淡化皮肤黄褐斑的黑色素。另外，像滇山茶、马齿苋、青刺果等成分的制剂，可以缓解黄褐斑敏感、屏障受损的症状。

关于色素斑我还要提两点。第一，很多人会问，斑治好了还会复发吗？说实话，只要太阳照常升起，还是会长斑的，所以要做好防晒。第二，淡斑和祛斑是两个概念。专业的医学方法可以称之为祛斑，但市面上的护肤品主要起淡化作用，不可能完全去掉，所以称之为"祛斑神器""祛斑精华"的产品都是有点夸张宣传了。

/中医内调"祛黄褐斑"怎么做？/

色素斑和人体的内分泌有一定的联系，其中黄褐斑和体内激素水平的关系最为密切。因此，联合中医内调治疗黄褐斑，是皮肤科门诊的常见方案。

中医皮肤科对于治疗黄褐斑有比较多和很快见效的方法。中医根据临床表现和不同的舌象、脉象，将黄褐斑分为以下几个证型，可以初步对照一下自己属于哪一种证型（表1–13）。

表1–13 黄褐斑的中医证型

证型	黄褐斑表现		经典方
肝郁气滞型	色素斑颜色	青褐色	逍遥丸加味逍遥丸舒肝散柴胡疏肝散
	皮损呈蝶形分布于两颊，常伴有烦躁易怒或抑郁，月经不调，舌质红，脉弦		

证型	黄褐斑表现		经典方
气滞血瘀型	色素斑颜色	皮损多呈黄褐色	桃红四物汤 血府逐瘀汤
	常伴有急躁易怒，胸胁胀痛，舌质暗，苔薄白，脉沉细		
脾虚湿阻型	色素斑颜色	淡褐色或灰褐色	参苓白术散
	皮损多分布于口周，常伴有面色萎黄，神疲乏力，少气懒言，大便溏薄，脘腹胀满，舌淡，苔薄微腻，脉濡细缓		
肝肾阴虚型	色素斑颜色	皮损多呈黑褐色	六味地黄丸
	腰膝酸软，头晕目眩，常伴有耳鸣眼涩，月经不调，五心烦热，舌淡红少苔，脉沉细		

根据不同的证型，辨证论治，是中医对黄褐斑的特色治疗方式，可以从内而外调养色素斑。

同时我再给大家一个日常调理的茶饮配方：佛手 6 克、当归 5 克、茯苓 6 克，400 毫升开水冲泡 20 分钟，每天 1 杯，连续 2 周，可以帮你理气淡斑。

以下 2 个穴位，双侧每天早晚各按压 2~3 分钟，可以帮助淡斑，同时调理气血运行和月经不调。

血海：股四头肌内侧头的隆起处，取穴可用掌心握着膝盖，大拇指指腹处即是。

穴位作用：补血养肝，滋润皮肤，瘦腿，可用于治疗雀斑、黄褐

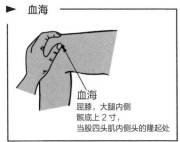

▶ 血海

血海
屈膝，大腿内侧
髌底上 2 寸，
当股四头肌内侧头的隆起处

斑、月经不调、痛经、贫血、腹痛等。

三阴交：小腿内侧，足内踝尖上3寸。

穴位作用：健脾，益肝，补肾之功，是治疗妇科病、男科病、血证，以及肝、脾、肾相关疾病的常用穴位，也被誉为治疗妇科病的第一穴。

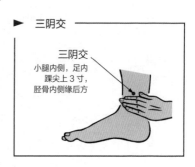

▶ 三阴交

三阴交
小腿内侧，足内踝尖上3寸，胫骨内侧缘后方

各种皱纹的消除攻略

你是什么时候开始觉得自己老了？身体发福吗？应该不是。胖了，饿两顿还能回去。体力不支吗？应该也不是。工作多、休息少，体力自然会差，多运动锻炼还能救回来。那到底是什么？其实是皱纹！当你对着镜子或者看到自己微笑的照片发现有皱纹的时候，不禁会感叹："唉，我老了。"皱纹一旦产生就很难逆转。如果皱纹越来越深，一笑脸上全是褶子怎么办？

/皱纹的类型/

面部有21对，共42块肌肉，顺序从上到下，可以产生以下几种

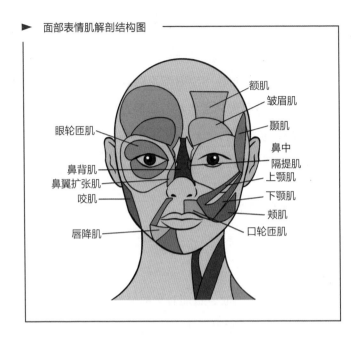

► 面部表情肌解剖结构图

额肌
皱眉肌
颞肌
眼轮匝肌
鼻中
隔提肌
鼻背肌
上颚肌
鼻翼扩张肌
下颚肌
咬肌
颊肌
口轮匝肌
唇降肌

皱纹：抬头纹、川字纹、鱼尾纹、眼下细纹、鼻背纹、法令纹、唇纹。
以上皱纹，在做表情时，会越发明显，所以也被称为"表情纹"。

/ 不同类型皱纹的产生原因及消除方法 /

（1）抬头纹

正常来说，额肌是最大的面部肌肉，抬头纹主要是因为表情习惯——喜欢眉飞色舞地讲话而形成的。但对于一些先天面部有缺陷，比如上睑提肌无力，总是希望通过抬眉毛来帮助眼睛睁大的人，需要先处理上眼睑肌力的问题。

怎么判断自己是不是上睑提肌无力呢？有个简单的小办法可以测

试一下。把手指放在眉头，眼睛向上30度看，如果手指被向上抬起，说明你的上眼睑有一定的提肌力度减弱问题。

动态纹可以通过除皱针（注射肉毒毒素）的方式放松肌肉改善。长期不做处理，容易形成真性皱纹。而静态纹可以通过涂抹含A醇、玻色因、多肽的护肤品进行改善，也可以通过家用射频仪来改善，每周2~3次，每次额头局部5~10分钟。

小酒窝伊森的美肤小课堂

真性皱纹和假性皱纹都是什么？

真性皱纹：不做表情时，也能看到的皱纹，属于静态纹。是真皮层胶原纤维断裂而导致，也被称为真性皱纹。

假性皱纹：做表情时有，不做表情时没有，属于动态纹。是肌肉过度紧张拉扯导致，也被称为假性皱纹。

比如，25岁的女性，笑起来有鱼尾纹，不笑看不见，属于动态纹，也是假性皱纹。50岁的父亲，即使不笑，眼睛旁也有深深的鱼尾纹，这属于静态纹，也是真性皱纹。静态纹可以由动态纹加重导致，是皱纹更严重的程度。

（2）川字纹

川字纹与三块肌肉有关：皱眉肌、降眉肌、降眉间肌。正常形成原因是表情管理不当，经常生气、焦虑，或经常表情严肃。非正常形成原因，比如近视眼（屈光不正），看东西要皱眉用力。还有就是有些人一讲话，因为肌张力过高，动不动就皱眉眨眼，通过注射肉毒毒素来放松肌肉，就不眨眼了。另外，川字纹的问题可大可小，特别深的还需要用玻尿酸填充细纹。护肤品可以改善静态川字纹，但一定要先放松肌肉。

动态纹——肉毒毒素注射。

静态纹——填充透明质酸、胶原蛋白。

美塑疗法：滚针，改善静态川字纹。

（3）鱼尾纹

对于鱼尾纹，有这样一句话："多了是老，少了是僵硬，正正好好是可爱。"爱笑的人鱼尾纹大多重，这是眼轮匝肌的过度牵拉收缩导致的。建议不要笑得太欢、太多，幅度也不能太大。

动态纹——肉毒毒素。

静态纹——使用含有六肽、玻色因、A醇的眼霜。

（4）眼下细纹

眼下内侧的细纹跟眼轮匝肌有一定的关系，但也和皮肤干燥、皮肤胶原流失变薄、变脆弱有关。前面几个都可以用肉毒毒素，唯独这个需要谨慎，很容易打出假性眼袋，而且会持续1个月以上，甚至出现卧蚕的暂时性减淡，故需要在正规机构进行。内侧下眼睑的细纹改善不会太大，因为这里的皱纹每天都会被折叠，能变淡一些就十分理想了。目前比较直接的方法就是通过美塑（水光、注射）方法补充营养剂。

静态纹——使用含有保湿成分、A醇、六胜肽、玻色因的护肤品。

美容仪：射频、微电流（使用眼部专用的仪器，会更贴合下眼睑皮肤）。

动态纹——少做过度夸张的表情，严重者可以在专业机构进行肉毒毒素少量注射。

（5）鼻背纹

和眉间纹一样，鼻背纹也是因为肌张力高，或者有些人笑起来的时候习惯连带着鼻子一起挤压，所以在眨眼或做皱眉表情时明显。鼻背纹的减淡最主要还是得放松肌张力，光用护肤品是无法改善的。

鼻背纹大多为动态纹，可以通过在鼻背、鼻翼位置注射肉毒毒素的方式，放松鼻部肌肉，改善皱纹。

（6）法令纹（鼻唇沟）

法令纹又被称为鼻唇沟，和其他所有皱纹都不太一样，不是因为肌肉张力，更多的是因为面颊皮肤松弛下垂导致的。如果口角囊袋松弛得特别厉害，会连同木偶纹一起出现。还有一种就是因为睡眠压迫而加深，所以美容觉如果睡不对姿势，就美不了容。想解决法令纹就要针对这两个思路。

下垂——用射频仪、微电流、热玛吉、热拉提、Fotona4D，主要在面颊部位进行提拉紧致。面部皮肤整体上移了，法令纹自然会减淡。

凹陷——用促进胶原蛋白再生的护肤品，或者去专业的地方用透明质酸、脂肪、胶原蛋白来进行皮肤凹陷的填充。

但是法令纹是不能完全去掉的，它属于正常的生理结构，只能减淡。我们平时说话、吃饭、大笑，都是在挤压、加重它。

（7）唇纹

唇纹的产生主要是因为干燥或年龄增长导致胶原流失。还有就是喜欢嘟嘴卖萌、抽烟、用吸管等，使唇部长期过度折叠。唇纹的处理很简单，只要做好唇部的保湿和防晒就可以了，平时可以涂抹一些唇部保湿的产品。

/通用"抗皱"方法/

以上所有的表情纹共有 3 个共同的改善要点。

①做好保湿。冬天的时候大家都会觉得好像所有皱纹都加深了，因为干燥会使皮肤失去弹性，时间一长，假性皱纹就会变成真性皱纹。

②做好防晒。75% 的老化是晒出来的。所有抗皱护肤品使用的前提都是先做好防晒，否则用再多再贵的护肤品也跟不上光老化破坏胶原的速度。

③做好表情管理。平时尽量表现得"面无表情"一些。

面部皮肤松垮发腮，光用护肤品怎么够

人近中年，正是到了对自己的整体形象更为关注的时期，可是却突然发现，无论扑再多的粉，用再名贵的化妆品，都遮不住日渐松垮的面部皮肤，也阻止不了由松垮而导致的发腮。那么，是什么原因导致的面部皮肤松垮呢？有没有什么好的方法可以多少抵挡一下岁月的侵袭呢？认真阅读本节，或许能带给你一些启发。

/ 面部松垮下垂的原因 /

面部皮肤松垮下垂导致发腮的原因主要有三点：筋膜层松弛下垂、面部脂肪吸收、皮肤松弛等。

（1）筋膜层松弛下垂

面部表浅肌肉腱膜系统，也就是我们常说的SMAS（superficial muscu-loaponeurotic system），它是在面部特有的一种浅层的筋膜组织，分为腱膜、肌肉、肌肉和腱膜混合的3种区。SMAS层就像是钢筋，固定提拉起我们面部的皮肤，让脸型轮廓看上去紧致，一旦松弛了，就会出现非常典型的现象：耳朵周围的一坨组织形成堆

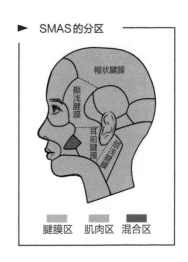

▶ SMAS的分区

帽状腱膜

颞浅腱膜

耳前腱膜

颈阔肌浅层

腱膜区　肌肉区　混合区

积。而且SMAS松弛了以后，腮腺组织也会有一定的体积增大。这种情况可以通过有氧运动、医美的超声刀、线雕来改善。

（2）面部脂肪吸收

面部脂肪随着年龄的增长被吸收了很多，面部组织失去支撑就会下垂，堆积到面部下方，看上去脸就方了，实际上脸的体积并没有变大，只是发生了形态的变化。面颊凹陷、颊脂垫萎缩的这种组织容积问题，还是要靠填充透明质酸、脂肪移植等方式来改善。

（3）皮肤松弛

面部最外层就是皮肤了，人体皮肤在 20~30 岁时是最厚的，接下

来胶原越来越少，皮就变薄了，就像气球变成了塑料袋，垮了，下颌线条就不清晰了。可以通过射频、超声波、点阵激光、水光针营养补充等方式，来增加皮肤的胶原密度，起到紧致作用。

/ 光电联合，两周让你看到紧致下颌线 /

（1）微电流

电流类仪器常用作肌肉激活兴奋手段，肌肉电脉冲刺激（Electrical Muscular Stimulation，EMS）临床应用非常多，特别是对于一侧偏瘫肌无力的卒中患者，可以通过电针不断地进行肌肉的收缩舒张，恢复它的正常肌力，进行说话行走动作功能的复健。如今在医疗美容行业，微电流也用于面部及身体肌肉塑形紧致轮廓。

操作频率：3~5 次 / 周，每边脸 2~4 分钟。

（2）家用射频

射频属于高频电流，频率在 300 kHz~300 GHz（一般家用仪器频率在 300~500 kHz），可以起到双极水分子高速震动旋转，给真皮层摩擦加热，增加胶原纤维密度的作用。皮肤厚度增加，则紧致度提高，肤质的饱满度增加。

操作频率：2~3 次 / 周，每边脸 3~7 分钟。

（3）医用射频

热玛吉、微针射频（黄金微针）、热拉提均可改善。

▶热玛吉

单极射频，眼部治疗深度 1.1 mm，面部治疗深度 4.3 mm。主要以改善面部皮肤松弛为主。建议每年进行 0.8~1.5 次热玛吉治疗，改善皮肤松弛。

▶ 微针射频（黄金微针）

微针射频（microneedle radiofrequency，MRF）是利用多根排列的微针在预先设定的组织深度提供射频能量，很好地集合了微针的机械性损伤与射频的热损伤作用，能够精确控制治疗深度，无色素性依赖且停工期短。

▶ 热拉提

频率为 40.68 MHz，压缩射频正弦波波形，使射频波震荡中心热作用更集中，能量更聚焦，可使靶组织温度达到 55~65 ℃，聚焦在皮下 1.5 mm、3.0 mm、4.5 mm 深度，主要针对皮肤松弛、皮下脂肪堆积等问题。

/护肤品辅助，让面部肌肤保持"向上"/

（1）抗氧化剂

维生素C、维生素B$_3$、维生素E及 α-硫辛酸，这些抗氧化剂均有不同程度合成胶原、增强保湿、对抗皱纹和细纹的潜力。

（2）多酚类化合物

有抗氧化、抗炎、抗癌等效果，同时具有光保护和抗衰老的作用，如绿茶多酚、白藜芦醇、黄酮类。

（3）胜肽

即小分子的蛋白质，又称多肽或肽。其中，六胜肽能局部阻断神经传递肌肉收缩信息，影响皮囊神经传导，使脸部肌肉放松，抚平动态纹、静态纹。棕榈酰五胜肽-3能够刺激和促进胶原蛋白和纤维粘连蛋白的生成。

/中医"抗衰"怎么做？/

（1）食疗

中医认为，胃主受纳，脾主运化。脾胃的功能就是消化食物，并把精气（营养）上升分布到体内。如果脾胃虚弱，那吃再多的食物，营养都是不吸收的。进一步会导致气血两虚，出现面部皱纹增多，法令纹、木偶纹加深，皮肤整体轮廓松垮的状况。临床上用得比较多的是参苓白术散、人参养荣汤加减方。

大家平时上班的时候可以用保温杯泡茶进行内调。上班前用山药10克，大枣4颗，切片放入杯中冲泡，或者直接用山药粉开水冲泡，到了单位坐下来就可以直接饮用。

山药补脾养胃，生津益肺，能让吃进去的食物更好地在脸上体现。

大枣可以补脾益气养血，让面色更加红润光泽，而且大枣的维生素含量非常高，光维生素C就是苹果的3.5倍，被称为天然的维生素丸。

如果你是比较容易感冒的体质，还可以额外加入5克黄芪一起泡，增加免疫力。

（2）穴位按摩

脾俞：第11胸椎棘突下，旁开1.5寸，按摩此穴有健脾和胃之效，对于脾胃虚弱、消化不良、十二指肠溃疡、腹胀都有不错的功效。

足三里：位于小腿外侧，犊鼻下 3 寸，犊鼻与解溪的连线上。足三里归属足阳明胃经，有调节机体免疫力、增强抗病能力、调理脾胃、补中益气等作用。

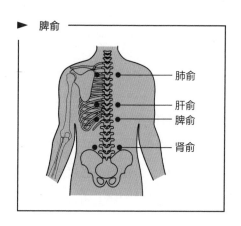

▶ 脾俞

肺俞
肝俞
脾俞
肾俞

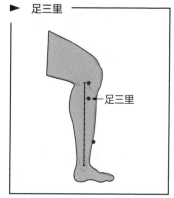

▶ 足三里

足三里

以上两个穴位，可以通过拇指按揉，每天早晚各 1 次，每侧各按揉 3 分钟，或者用艾灸盒进行温热刺激。

皮肤黑、肤色暗沉？教你科学美白！

肤色暗沉、发黄让人从远处观望就显得憔悴和老态。不同年龄段、诱因、生活习惯都会让肤色暗沉，其发生机理和处理方式并不一样。接下来这节内容就带大家详细了解皮肤暗沉、发黄的根源及解决方法。

/ 肤色分型 /

根据Fitzpatrick[①]的皮肤分型，肤色从白到黑一共分为 6 型。

我们中国人大多为Ⅲ型和Ⅳ型肤色。我们平时晒黑和反白的波动再大，也就框在Ⅲ~Ⅳ的分型里了。从目前的科技发展现状看，跳出肤色类型很难。从理论上来说，每个人的皮肤能够达到的最白程度，也就是自己肘窝内侧皮肤那么"白"而已。

表1-14　Fitzpatrick皮肤分型

分型	晒伤	晒黑	人种
Ⅰ型	总是晒伤	从不晒黑	北欧人
Ⅱ型	总是晒伤	有时晒黑	高加索人
Ⅲ型	有时晒伤	有时晒黑	高加索人、黄色人种
Ⅳ型	很少晒伤	经常晒黑	地中海人、黄色人种
Ⅴ型	从不晒伤	经常晒黑	西班牙人、黄色人种
Ⅵ型	从不晒伤	总是晒黑	黑色人种

/ 皮肤暗沉的原因及解决方法 /

（1）油脂分泌旺盛

20~30 岁的人油脂分泌量大，如果加上熬夜、焦虑导致体内雄激

---

① 美国哈佛医学院皮肤科医生Fitzpatrick，于 1975 年首次提出按照日光反应来进行皮肤分型。

素过高，最终会导致油脂分泌过度，表现为皮肤油腻，老废角质堆积，无法正常脱落代谢，皮肤粗糙，随之而来的是爆痘。

这种类型的暗黄，可以通过使用酸类的产品加快角质代谢，让你的脸立马亮起来。还可以使用一些抗氧化的面膜类产品，因为除了有效成分外，面膜本身可以软化角质，帮助其温和地进行代谢。但不要天天敷，否则也会敷成敏感肌。

（2）黑色素堆积

一般夏季紫外线强度比较大的时候会容易出现黑色素堆积。可以多使用含有维生素C、光甘草定、谷胱甘肽、熊果苷、传明酸成分的护肤品。家用美容仪可以选择光子嫩肤类仪器进行全面部操作，有利于日常加快代谢黑色素。

专业的方法有皮秒、超皮秒、光子嫩肤，每月1次，连续3次。但千万要记住，刚刚暴晒完起码要等2周再做，不然会激发更多黑色素。

（3）皮肤老化

因为胶原蛋白流失，皮肤饱满度下降，表面不平整失去光泽，以至于看上去暗沉。另外，皮肤糖化也会导致暗沉。平时护肤品选择以抗衰类为主，针对性选择含有视黄醇、玻色因、胜肽类成分的。

改善皮肤老化美容院或专业美容医疗机构内专业的方法有射频、热拉提、Fotona4D，可以每月进行保养，热玛吉每年或两年1次，不仅可以改善暗沉、毛孔粗大，还可以紧致轮廓。居家改善方法如表1-15所示。

表 1-15　三种暗沉的居家改善方法

	油脂分泌旺盛	黑色素堆积	皮肤衰老
出现时间	20~40 岁偏多	暴晒后，或 30~50 岁	35~55 岁
日常护肤	果酸、烟酰胺、锌、水杨酸	维生素C、光甘草定、谷胱甘肽、熊果苷、传明酸	A醇、玻色因、胜肽
家用美容仪	LED光——蓝光	LED光——黄光	射频仪
医美养护	"刷酸"、黄金微针	皮秒、超皮秒、光子嫩肤	射频、热玛吉、热拉提、Fotona4D

/让皮肤变黑或变白的食物/

很多求美者在做完激光后，经常问我能不能喝咖啡、吃酱油，会不会加重瘢痕颜色和肤色。其实咖啡、酱油都不会让皮肤变黑。

但是以下的食物（表 1-16）会让皮肤变黑，因为它们会增加皮肤的感光性，让紫外线照射到皮肤上的强度成倍增加，更容易晒黑、晒出色素斑或日光性皮炎等。

表 1-16　光敏类食物

水果	无花果、柑橘、柠檬、杞果、菠萝
蔬菜	菠菜、莴苣、香菜、芹菜、胡萝卜、灰菜、苋菜、茴香、荠菜
海鲜	螺类、虾类、蟹类、蚌类等（尤其是泥螺，会引起"泥螺日光性皮炎"）
中药	荆芥、防风、独活、白芷、补骨脂、芸香

表 1–17 中的食物可以多吃，它们通过补充维生素C、维生素E、植物类雌激素或者抗氧化成分，使得皮肤能够更好地抵御紫外线的侵害、加快黑色素的代谢。

表 1–17　美白抗氧化食物

水果	猕猴桃、草莓、番石榴、圣女果
蔬菜	番茄、黄瓜、丝瓜、空心菜
豆制品	豆浆、豆腐干、豆皮等
坚果	杏仁、核桃、榛子、花生等
茶	龙井、碧螺春、毛峰、安吉白茶等

黑色的食物并不会因为长得黑而让皮肤变黑，但可以因为增加自由基、促进糖化，让皮肤加快老化，从而看上去暗沉，如可乐、烧烤、巧克力、油炸食品。而多吃上述含有微量元素和抗氧化成分，像茶多酚、大豆异黄酮、番茄红素的食物，则既可以帮助你预防晒伤，同时还能减少皮肤松弛、粗糙、干燥等氧化表现。

/怎么内调各种"黄"/

（1）熬夜黄

表现：油腻、痘痘导致的暗沉、粗糙、水肿。

内调方：菊花 5 朵+甘草 8 片+开水 250 毫升，冲泡。

作用：清肝排毒、明目祛火，同时还可以补气。

（2）经期黄

　　表现：气血不足导致的气色差。

　　内调方：大枣 20 个 + 山楂 20 个 + 水 500 毫升，小火煮沸，每天
　　　　　　1 杯。

　　作用：健脾益气，养血调血，提升面部气色。

（3）长期黄

　　表现：松弛、干燥导致的暗沉、肤色不均。

　　内调方：人参 3 克 + 枸杞子 5 克 + 山药 5 克 + 开水 200 毫升，冲
　　　　　　泡，每天 2 杯。

　　作用：滋补肝肾，补肺益气，滋润养肤。

黑眼圈——色素型、血管型、结构型

　　"我好像也没怎么熬夜，为什么每天都顶着一对'熊猫眼'呢？""再厚的粉底也遮不住我这大大的黑眼圈，可怎么办啊？""别人的黑眼圈只在下眼皮，为什么我的黑眼圈上下都有？活像被揍了一拳。"以上的这些疑惑和困扰，是不是你也有呢？那么就让我来为你一一解答吧。

/三种黑眼圈的成因及辨别/

美容科室把黑眼圈分为 3 种。

色素型：咖啡色，上下眼睑都有，由色素堆积导致。

血管型：颜色发青，由眼睑皮肤微血管扩张导致。

结构型：近看好像没有，远看却很明显，是眼袋+泪沟导致的光线效果。

混合型：占有以上 2 种以上的为混合型黑眼圈，治疗方式也要以各自类型联合改善。

▶ 操作手法

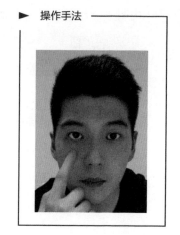

▶ 分辨方法

手指下拉下眼睑皮肤。

颜色加深——眼睑皮肤被拉扯变薄，导致血管颜色更明显，为血管型。

颜色不变——色素型。

颜色变浅——眼袋+泪沟的坡度被暂时拉平，为结构型。

/不同类型"黑眼圈"的调理方法/

▶ 色素型

主要通过皮秒、超皮秒、调Q激光等爆破黑色素的方式促使眼周皮肤变白。每月 1 次，做 4 次以上。平时涂抹含有维生素 C、维生素 E、烟酰胺等抗氧化、美白成分的眼霜。

▶ 血管型

主要通过水光美塑的方法，使用透明质酸、胶原蛋白等成分，来增厚真皮层的皮肤，皮下血管就不会那么明显。日常眼霜中的咖啡因、七叶树皂苷等成分有收缩血管的作用，视黄醇可以增厚皮肤。

▶ 结构型

可以用 Fotona4D 收缩眼袋脂肪，让眼袋变小，或直接用外科的方法去掉。市面上还没有可以通过"黑科技"来让眼袋变小、泪沟饱满起来的护肤品，大家可不要轻易相信。

▶ 混合型

还是按照各自类型的方法去改善。

/ 黑眼圈的中医诊疗特色 /

中医学古籍对黑眼圈有所记载，将其称为"目黬黑""睑黡""目胞黑"。《目经大成》首先提出此病证名，描述其症状"两目无别弊，但上下外睑煤黑"。

中医美容科剖析黑眼圈形成的内因如下。

眼圈发黑，眼干涩，腰膝酸软，属于肾精亏虚，熬夜产生的黑眼圈，大多也可以归到这一类，可以服用金匮肾气丸。平时用山药 4 克 + 菟丝子 3 克 + 开水 200 毫升，冲泡，代茶饮。

眼睑青黑晦暗，眼睑虚浮，头身困重，属于脾虚痰湿，多见于减肥过度的人，可用补脾汤。平时用党参4克+白术3克+茯苓4克+开水200毫升，冲泡，代茶饮。

除了熬夜、过度疲劳的肾精亏虚、减肥过度和作息紊乱的脾虚痰湿等现代人常见分型，还有气滞血瘀、阳虚水泛、肝肾阴虚等证型。需要在专业的美容中医门诊进行辨证论治，结合针灸、中药进行治疗。

参考文献

[1] FRANCO W, KOTHARE A, RONAN S J, et al. Hyperthermic injury to adipocyte cells by selective heating of subcutaneous fat with a novel radiofrequency device: feasibility studies[J]. Lasers in surgery and medicine, 2010, 42(5): 361-370.

[2] BUDAMAKUNTLA L, LOGANATHAN E, GEORGE A, et al. Comparative study of efficacy and safety of botulinum toxin a injections and subcutaneous curettage in the treatment of axillary hyperhidrosis[J]. Journal of cutaneous and aesthetic surgery, 2017, 10(1): 3-33.

[3] ROSE A E, GOLDBERG D J. Safety and efficacy of intradermal injection of botulinum toxin for the treatment of oily skin[J]. Dermatologic Surgery, 2013, 39(3pt1):443-448.

[4] HAO R T, LI Z C, CHEN X, et al. Efficacy and possible mechanisms of botulinum toxin type A on hypertrophic scarring[J]. Journal of cosmetic dermatology, 2018, 17(3): 340-346.

[5] LIZU X, SEAN M, HUI H, et al. Subcutaneous injection of botulinum toxin a is beneficial in postherpetic neuralgia[J]. Pain Medicine, 2010, 11(12): 1827-1833.

[6] 王静，胡建武，左卫堂，等. A型肉毒素在皮肤科的应用[J]. 皮肤病与性病，2021, 43 (1): 18-21.

[7] 刘秉慈，许增禄，尤宝荣，等. 医用胶原注射剂的实验研究[J]. 基础医学与临床，1994 (3): 51-54.

[8] HEMSHEKHAR M, THUSHARA R M, CHANDRANAYAKA S, et al. Emerging roles of hyaluronic acid bioscaffolds in tissue engineering and regenerative medicine [J]. International Journal of Biological Macromolecules, 2016, 86: 917-919.

[9] PROFIRE L, PIEPTU D, DUMITRIU R. et al. Sulfadiazine modi- fied CS / HA PEC destined to wound dressing [J]. Rev Med Chir Soc Med Natlasi, 2013, 117(2): 525-531.

[10] SCHULTZ G S, SIBBALD R G, FALANGA V, et al. Wound bed preparation: A systematic approach to wound management[J]. Wound Repair Regene, 2003, 11 Suppl 1(s1):S1-S28.

[11] 尚继先. 胶原蛋白注射法矫正15例面部萎缩性凹陷型痘坑样瘢痕临床观察[J]. 山西医药杂志，2021, 50(9): 1525-1527.

[12] MOYLE G J, LYSAKOVA L, BROWN S, et al. A randomized open-label study of immediate versus delayed polylactic acid injections for the cosmetic management of facial lipoatrophy in persons with HIV infection [J]. HIV Med, 2004, 5(2): 82-87.

[13] LORENC Z P. Techniques for the optimization of facial and nonfacial volumization with injectable poly-l-lactic acid[J]. Aesthetic Plast Surg, 2012, 36(5): 1222-1229.

[14] SHABBIR A, COX A, RODRIGUEZ-MENOCAL L, et al. Mesenchymal stem cell exosomes induce proliferation and migration of normal and chronic wound fibroblasts, and enhance angiogenesis in vitro[J]. Stem

Cells Dev, 2015, 24(14): 1635-1647.

[15] 李坤杰，黄豪，郭燕妮. 透明质酸对敏感性皮肤屏障功能修复的研究进展[J]. 皮肤科学通报，2017, 34(4): 403-407.

[16] PARK K Y, KWON H J, KIM J M, et al. A pilot study to evaluate the efficacy and safety of treatment with botulinum tox-in in patients with recalcitrant and persistent erythemato telangiectatic rosacea [J]. Ann Dermatol, 2018, 30(6): 688-693.

[17] 何梅，李晓庆，康道现，等. 注射用透明质酸钠复合液治疗眶周静态皱纹疗效观察[J]. 中国皮肤性病学杂志，2020, 34 (2): 229-232.

[18] 邓芳，肖雯敏. 美容仪镍超标，不宜照搬国外标准[J]. 法人，2020(11): 40-43.

[19] 项蕾红，周展超. 皮肤激光治疗原理与技术[M]. 北京：人民卫生出版社，2014.

[20] 李勤. 激光整形美容外科学[M]. 杭州：浙江科学技术出版社，2013.

[21] 张丽，付小兵. 电磁疗法治疗慢性创面的基础与临床研究[J]. 中华损伤与修复杂志，2016, 11(1):68-71.

[22] KIM H, CHOI J W, KIM J Y, et al. Low-level light therapy for androgenetic alopecia: A 24-week, randomized, double - blind, sham device-controlled multicenter trial[J]. Dermatologic Surgery, 2013, 39(8): 1177-1183.

[23] ESMAT S M, HEGAZY R A, GAWDAT H I, et al. Low level light-minoxidil 5% combination versus either therapeutic modality alone in management of female patterned hair loss: a randomized controlled study[J]. Lasers Surg Med, 2017, 49 (9): 835-843.

[24] PADH H. Cellular functions of ascorbic acid [J]. Biochem Cell, 1990, 68(11): 66-73.

[25] 庄洁，陈晗俊，吴旭. 维生素在皮肤抗光老化方面的研究进展[J]. 中国

洗涤用品工业，2021(4): 77-83.

[26] 刘英琦，任志鑫，田妍，等. 左旋维生素C在皮肤美容领域的临床应用进展[J]. 中国医疗美容，2020, 10(9): 148-151.

[27] 刘晓婷，王鑫璇. 熊果苷的药理作用及机制研究进展[J]. 食品与发酵业，2022, 48(2): 309-316.

[28] 于承仟，徐学刚，李远宏. 苯乙基间苯二酚的研究应用进展[J]. 中国皮肤性病学杂志，2020, 34(6): 692-695.

[29] GOLD M H, BIRON J. Efficacy of a novel hydroquinone-free skin-brightening cream in patients with melasma [J]. J Cosmet Dermatol, 2011, 10(3): 189-196.

[30] 尹恒. 化妆品中的 10 种美白功效成分[N]. 中国医药报，2021-04-20(8).

[31] 王旭东，孙朝晖，周龙，等. 光甘草定的应用、提取分离及制剂方式的研究进展[J]. 精细化工中间体，2020, 50(6): 10-15.

[32] 刘锴沁. 炎性小体细胞传感方法的建立及光甘草定干预机制研究[D]. 无锡：江南大学，2018.

[33] HAKOZAKI T, MINWALLA L, ZHUANG J, et al. The effect of niacinamide on reducing cutaneous pigmentation and suppression of melanosome transfer [J]. The British Journal of Dermatology, 2002, 147(1): 20-31.

[34] 林广欣，刘艳红，闫继鹏，等. 类视黄醇化合物在化妆品中的应用[J]. 日用化学品科学，2020, 43(10): 35-38.

[35] 赵冰怡，丛琳，李雪竹. 视黄醇及视黄醇酯类在化妆品中的应用研究[J]. 当代化工研究，2020(18): 112-116.

[36] 苏烁然. 美白抗老密码——早C晚A真的有这么神奇吗？[J]. 中国化妆品，2020(11): 84-87.

[37] PINEAU N, BERNERD F, CAVEZZA A, et al. A new C-xylopyranoside

derivative induces skin expression of glycosaminoglycans and heparan sulphate proteoglycans[J]. European Journal of Dermatology, 2008, 18(1): 36-40.

[38] FIELDS K, FALLA T J, RODAN K, et al. Bioactive peptides: signaling the future [J]. Journal of Cosmetic Dermatology, 2009(8): 8-13.

[39] BONIFACINO J S, GLICK B S. The mechanisms of vesicle budding and fusion[J]. Cell, 2004, 116: 153-166.

[40] GOROUHI F, MAIBACH H I. Role of topical peptides in preventing or treating aged skin [J]. International Journal of Cosmetic Science, 2009, 31(5): 327-345.

[41] 钟星，郭建维，成秋桂. 胜肽在化妆品中的应用和最新进展[J]. 日用化学品科学，2012, 35(11): 35-38.

[42] 李利. 美容化妆品学[M]. 北京：人民卫生出版社，2010.

[43] 陈年，成琼辉，雷霞，等. 锌在皮肤病治疗中的应用[J]. 中国麻风皮肤病杂志，2017, 33(7): 444-446.

[44] 刘耀. 维生素B_6的临床应用现状[J]. 中国现代药物应用，2014, 8(10): 230-231.

[45] KURZER M S, XU X. Dietary Phytoestrogens[J]. Annu Rev Nutr, 1997, 17: 353- 381

[46] 马林，李倩，孔连委，等. 双黄消痤丸对兔耳痤疮模型血清IL-2、IL-6含量的影响[J]. 世界最新医学信息文摘, 2014, 14(29): 2.

[47] 兰临锋，左红冰，林美麟，等. 果酸治疗痤疮的临床疗效和安全性[J]. 临床合理用药杂志，2021, 14(10): 95-96.

[48] ZHENG Y, YIN S, XIA Y, et al. Efficacy and safety of 2% supramolecular salicylic acid compared with 5% benzoyl peroxide/0.1% adapalene in the acne treatment: a randomized, split-face, open-label, singlecenter study[J].

Cutan Ocul Toxicol, 2019, 38(1):48-54.

[49] 尹锐，何黎，项蕾红，等．含木瓜蛋白酶及马齿苋医学护肤品辅助治疗寻常痤疮临床观察[J]．临床皮肤科杂志，2009, 38(6): 352-354.

[50] BASSETT I B, BARNETSON R S C, PANNOWITZ D L. A comparative study of tea - tree oil versus benzoylperoxide in the treatment of acne[J]. Medical Journal of Australia, 1990, 153(8): 455-458.

[51] KRUTMANN J. Pre- and probiotics for human skin[J]. J Derma Sci, 2009, 54(1): 1-5.

[52] TSILINGIRI K, RESCIGNO M. Postbiotics: What else? [J]. Benefificial Microbes, 2013, 4: 101-107.

[53] 刘韵祎，张嘉文，刘子菁，等．神经酰胺与相关皮肤病的研究进展[J]．中国麻风皮肤病杂志，2020, 36(10): 626-630.

[54] 张胜华，余兰香，许先栋，等．积雪草苷的抗菌作用及对小鼠实验性泌尿系统感染的治疗作用[J]．中国新药杂志，2006, 15(20): 1746-1749.

[55] 张喜军，诸婧，许惠华．马齿苋在皮肤病中的临床应用[J]．中国社区医师，2019, 35(13): 120-122.

[56] 施米丽，金家瑞，郭美仙，等．甘草酸二钾护理液皮肤修复作用的研究[J]．井冈山大学学报（自然科学版），2018, 39(5): 81-86.

[57] SONBOL H, BRENAUT E, NOWAK E, et al. Efficacy and Tolerability of Phototherapy With Light-Emitting Diodes for Sensitive Skin: A Pilot Study[J]. Frontiers in Medicine, 2020, 7: 35.

[58] 海岭，彭代智．电刺激促进创面愈合的研究进展[J]．中华烧伤杂志，2006, 22(5): 394-396.

[59] 何黎，郑捷，马慧群，等．中国敏感性皮肤诊治专家共识（转载）[J]．皮肤科学通报，2020, 37(6): 1-4.

[60] 潘清丽，邵蕾，陈丽洁，等．痤疮发病机制的研究进展[J]．皮肤性病诊

疗学杂志，2018, 25(6): 377-380.

[61] 赵亚，魏少敏. 植物性雌激素在美容护肤方面的研究概况 [J]. 天然产物研究与开发，2006, 18: 686-690.

[62] KAWAI N. Phytoestrogens:applications of soy isoflavones in skin care [J]. Cosmet Toil, 2003, 118 (5) :73-80.

[63] KIM S J, LIM M H, CHUN I K, et al. Effects of flavonoids of Ginkgo biloba on proliferation of human skin fibroblast [J]. Skin Phar2 macol, 1997, 10(4): 200-205.

[64] 于文心，马刚，林晓曦. 面部毛孔粗大的光声电治疗进展[J]. 中国激光医学杂志，2020, 29(5):281-284.

[65] SUGIYAMA NAKAGIRI Y, SUGATA K C, IWAMURA M, et al. Age related changes in the epidermal architecture around facial pores [J]. J Dermatol Sci, 2008, 50: 151-154.

[66] LEE S J, SEOK J, JEONG S Y, et al. Facialpores:definition, causes, andtreatmentoptions[J]. Dermatol Surg, 2016, 42(3):277-285.

[67] HABBEMA LOUIS, VERHAGEN RIEKO, VAN HAL ROBBERT, et al. Minimally invasive non-thermal laser technology usinglaser-induced optical breakdown for skin rejuvenation. [J]. J Biophotonics, 2012, 5: 194-199.

[68] 李利. 美容化妆品学 [M]. 北京：人民卫生出版社，2002.

[69] 何黎，郑志忠，周展超. 实用美容皮肤科学 [M]. 北京：人民卫生出版社，2018.

[70] RHIE J W，SHIM J S，CHOI W S. A pilot study of skin resur - facing using the 2790-nm erbium：YSGG laser system [J]. Arch Plast Surg, 2015, 42(1): 52-58.

[71] 罗东平，徐淑萍，盛虹. 紫翠宝石激光与电离子治疗脂溢性角化病的

疗效观察[J]. 皮肤病与性病，2020, 42(5):720-722.

[72] ZHANG Q, JIANG P, TAN C, et al. Clinical profile and triggering factors for acquired, bilateral nevus of Ota-like macules[J]. Cutaneous and ocular toxicology, 2017, 36(4): 327-330.

[73] 何黎，邹勇莉，张林，等. 颧部褐青色痣与黄褐斑和太田痣的临床组织学初探[J]. 中国皮肤性病学杂志，2003, 17(1): 25-29.

[74] 刘斯雅，杨斌. 色素性毛表皮痣的发病机制及治疗进展[J]. 中国美容医学，2018, 27(3): 149-152.

[75] 中国黄褐斑诊疗专家共识（2021版）[J]. 中华皮肤科杂志，2021, 54(2): 110-115.

[76] 何颖婷，李天成，林祥立. 基因除皱肽不同导入法在治疗额纹中的临床应用[J]. 现代医学与健康研究电子杂志，2019, 3(1): 16-17.

[77] 高明菊，杨名，吴炳为，等. A型肉毒毒素联合透明质酸治疗眉间纹效果探讨[J]. 中国美容医学，2020, 29(11): 51-53.

[78] JIANU D M, GHIURCO I. Invited Discussion on: Comparative Study on the Outcome of Periorbital Wrinkles Treated with Laser-Assisted delivery of Vitamin C or Vitamin C Plus Growth Factors: A Randomized Double-Blind Clinical Trial[J]. Aesthetic Plastic Surgery, 2021, 45(3): 1033-1034.

[79] 王向义. 美容局部解剖学[M]. 北京: 人民卫生出版社，2010.

[80] 谢雄风，高金平，汤华阳，等. 22MHz高频超声在健康人群中皮肤声像研究[J]. 安徽医科大学学报，2017, 52(11): 1713-1717.

[81] 林中梅，刘积东，王洁晴. 单极射频应用于面部年轻化的临床观察[J]. 中国美容整形外科杂志，2019, 30(10): 594-597.

[82] 王天阁，黄绿萍. 微针射频的临床应用进展[J]. 中国美容整形外科杂志，2020, 31(10):598-600.

[83] 王棽，米晶，董继英．聚焦射频技术在面部年轻化中的应用[J]．组织工程与重建外科杂志，2016, 12(3):183-185.

[84] 王惟浩，马浩．皮肤衰老机制及其年轻化治疗策略研究进展[J]．中国美容医学，2020, 29(8):178-182.

[85] 钟星，郭建维，成秋桂．胜肽在化妆品中的应用和最新进展[J]．日用化学品科学，2012, 35(11): 35-38.

[86] ROBINET A, FAHEM A, CAUCHARD J H. Elastin-derived peptides enhance angiogenesis by promoting endothelial cell migrationand tubulogenesis through upregulation of MT1-MMP [J]. J CellSci, 2005, 118: 343-356.

[87] 杨超．食物可引发日光性皮炎[J]．养生月刊，2010, 31(3): 234-235.

[88] 徐天华，杨振海，陈光，等．在体共聚焦激光扫描显微成像检测黑眼圈患者下眼睑微血管数量的变化[J]．实用皮肤病学杂志，2016, 9(4): 250-252.

[89] WATANABE S, NAKAI K, OHNISHI T. Condition Known as "Dark Rings Under the Eyes" in the Japanese Population is a Kind of Dermal Melanocytosis Which can be Successfully Treatedby Q-Switched Ruby Laser[J]. Dermatologic Surgery, 2010, 32(6):785-789.

[90] 田野，刘晓清，彭清华．论黑眼圈的中医诊疗及研究进展[J]．中国中医药现代远程教育，2020, 18(5): 55-59.

面部肌肤告急，
怎样防治安全有效？

红！肿！热！痛！痒！
日常皮肤病的急救及防护

皮肤泛红怎么办？长了脓疱又丑又痛怎么办？长了闭口粉刺忍不住挤掉，但是挤完后痘印一直消不下去，可真是急死人！别急，解决方法来啦！在家就能急救。

/长痘/

痘痘膏

▶ 闭口粉刺

维A酸软膏或阿达帕林凝胶二选一。晚上用，局部点抹。如果是"鸡皮肤"，可以大面积涂抹，用保鲜膜覆盖一晚上。

▶ 红色丘疹、痘痘

优先使用过氧苯甲酰凝胶+夫西地酸乳膏涂抹。过氧苯甲酰凝胶刺激性稍强，如果不耐受，就直接用夫西地酸乳膏或林可霉素凝胶。

玫瑰痤疮优先用壬二酸乳霜+甲硝唑凝胶凝胶。

▶ 红色痘印

用积雪苷霜软膏或者多磺酸黏多糖乳膏，它们可以消炎、收缩血管，有去红作用。多磺酸黏多糖乳膏挤在皮肤上后，最好用棉签按压，促进渗透。

▶ 黑色痘印

壬二酸乳霜、维A酸乳膏都可以使用，它们都能加快色素代谢。如果觉得刺激也可以用多磺酸黏多糖乳膏乳膏。

▶ 脓疱

用红霉素软膏或金霉素眼膏抑制微生物。

▶ 破损或痘坑

涂抹表皮再生因子凝胶，千万别用手抠。

维A酸乳膏和阿达帕林凝胶需要避光用，因为在阳光下会产生刺激性成分。同时，备孕、怀孕、哺乳期不要用。这两者的不良反应会让皮肤干燥、泛红，甚至让过氧苯甲酰萎缩。过氧化苯甲酰凝胶和壬二酸乳霜都有可能让皮肤泛红、脱皮、痒，甚至灼伤、屏障受损等，请在医生或药师指导下使用，第一次涂抹时间不要太长。

/急性皮炎/

激素类药膏

表2-1属于激素类药膏，使用前可以看一下名字，不要长期使用。

表2-1 各效力激素药膏名

效力	名称
弱效	地奈德乳膏
	复方醋酸地塞米松乳膏

效力	名称
中效	丁酸氢化可的松乳膏
	糠酸莫米松乳膏
强效	米松乳膏
	丙酸氟替卡松乳膏

激素类软膏主要解决又痒又红肿的皮炎问题。但和抗生素恰恰相反，它只能短期使用。就算是弱效的，连续使用超过 1 个月，都可能让你变成激素脸，出现皮肤变薄、血管扩张、满脸皮疹、天天发炎等问题，真的就成了我们常说的"烂脸"。而且万一是细菌或病毒感染的皮肤问题，你只用激素，那等于在敌人面前缴械投降，你的免疫力统统宕机，感染会越发加重。

/ 各种皮肤感染 /

抗生素类药膏（表 2-2）常用于解决痘痘、毛囊炎、皮肤感染。但是有些人会出现皮疹过敏、表皮坏死的不良反应。严重时还会使细菌产生耐药性，培养出超级细菌，让你感染加重，最后用其他种类的抗生素也很难收场。因此建议你，没医生指导别用，要用就连续使用 7 天后再停，别用 1 天停 2 天再用，这样就等于在培养细菌。而且不同的菌群对应着不同的产品，用错了根本没用。

表 2-2 抗生素类药膏

通用名	作用	不良反应
夫西地酸乳膏	细菌导致的痤疮、毛囊炎、脓疱、甲沟炎等皮肤感染	过敏、皮疹；耐药、感染加重；表皮坏死
红霉素软膏		
甲硝唑凝胶		
金霉素眼膏		
林可霉素凝胶		

"刷酸"变成敏感肌，各种不良反应如何急救？

酸类产品已然成为目前家用祛痘产品中的新宠，目前如何在家"刷酸"的短视频教程也比比皆是，由于太火热，官方媒体多次呼吁大家注意"刷酸"的风险。那到底什么是真正的"刷酸"？酸类有多少种？各自有什么特点呢？

/各种酸类的特点及作用/

要想了解各种酸类的特点及作用，我们首先要知道什么是"刷酸"。

"刷酸"是皮肤科中运用果酸治疗面部痤疮、皱纹光老化、色素斑的常见手段。通过化学剥脱来抑制黑色素，促进表皮更新及胶原的再生。因为皮肤科临床中使用的酸类产品都为高浓度水状质地，为了更方便操作，科室里常用刷子蘸取，再刷在皮肤上，由此俗称"刷酸"。

► "刷酸"工具：果酸、刷子、中和液

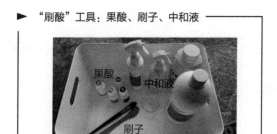

果酸

中和液

刷子

"刷酸"可以解决什么皮肤问题呢？如表2-3所示。

表2-3　"刷酸"可以解决的皮肤问题

适应皮肤问题	①痘痘 ②闭口粉刺 ③黑头 ④"鸡皮肤" ⑤毛孔粗大	⑥静态皱纹 ⑦肤色暗沉 ⑧黑色痘印 ⑨浅表色素斑 ⑩皮肤粗糙

/各种酸有什么不同？/

酸根据分子式可以分为 α–羟酸（AHAs）、β–羟酸、多羟基酸（PHA）、二羧基酸（表2-4）。而"果酸"是指从水果中提取的有机酸，如苹果酸、柠檬酸、甘醇酸等。

根据不同浓度，果酸可以粗略分为以下3种。

▶ 低浓度果酸（小于10%）

主要进行表皮的松解，减少毛囊导管的堵塞。改善闭口粉刺、痘痘、毛孔粗大等问题。家用护肤品种大多属于低浓度复合类的果酸。

表 2-4　酸的种类

α-羟酸（AHAs）	β-羟酸	多羟基酸（PHA）	二羧基酸
甘醇酸 柠檬酸 乙醇酸 乳酸 苹果酸 苦杏仁酸（扁桃酸）	水杨酸	葡萄糖酸内酯 乳糖酸 麦芽糖酸	壬二酸

▶ 中浓度果酸（10%~30%）

可以剥脱到真皮层网状层上部，用于改善真性皱纹光老化的眼周细纹、法令纹等。还可以改善增生性的皮肤问题，如扁平疣、老年斑等。

▶ 高浓度果酸（大于30%）

可以达到真皮网状层中部，用于身体皮肤问题，如假性黑棘皮病（脖子后、腋下皮肤黑）、手臂"鸡皮肤"等问题。

各种类型的酸怎么选择，各自的特点是什么，如表 2-5 所示。

表 2-5　各类酸的特点

特点	α-羟酸				β-羟酸	多羟基酸	二羧基酸
	甘醇酸	柠檬酸	乳酸	苦杏仁酸	水杨酸	麦芽糖酸	壬二酸
分子量	76.05	192.13	90.08	152.16	138.12	358	188.22
脂溶性	–	–	–	√	√	–	–
深入毛孔	√	√	√	√	√	–	√
具有抗炎作用	–	–	–	√	√	–	√
对痤疮有效	√	–	√	√	√	–	√

特点	α－羟酸				β－羟酸	多羟基酸	二羧基酸
	甘醇酸	柠檬酸	乳酸	苦杏仁酸	水杨酸	麦芽糖酸	壬二酸
对黄褐斑有效	✓	✓	－	－	－	－	－
对光老化有效	✓	✓	✓	✓	－	✓	－
刺激胶原新生	✓	✓	✓	✓		✓	
孕期、哺乳期使用	✓	✓	✓	✓	－	✓	✓

下面详细介绍各种酸在配方中的角色及对应解决的问题。

甘醇酸

配方中角色：剥脱力担当。

甘醇酸是由甘蔗中提取的有机酸，在皮肤美容领域最为常见。我们在皮肤科、美容医院尝试用的专业线果酸产品，浓度为 20%、30%、50%、70%，大多为甘醇酸。它分子量最小，渗透力强，具有水溶性，靠高浓度来溶解角质。所以皮肤增厚引起的问题，比如痘痘、"鸡皮肤"、脖子和腋窝黑，优先选用甘醇酸。面部皮肤选择的甘醇酸浓度为 20%~30%，身体皮肤可以选择浓度为 50%~70%，但是一定要配有中和液。刷到皮肤出现反应后，再喷洒上中和液，将酸液中和掉，不然它会对皮肤持续腐蚀。家用产品中，大多在 3% 的浓度以上，甚至也有 10% 以上的，浓度偏低，相对安全。

善于解决的皮肤问题："鸡皮肤"、瘢痕、轻中度光老化。

柠檬酸

配方中角色：美白担当。

柠檬酸的功效主要以提亮、美白肤色为主，所以大家会在一些美白、爽肤护肤品的成分表里看到它。严格来说，它常用作美白成分，不用来去角质。在皮肤科临床中，经常会通过甘醇酸+柠檬酸，或苦杏仁酸+柠檬酸的组合，在解决皮肤问题的同时，提亮肤色、淡化色素沉着、色素斑等。

善于解决的皮肤问题：肤色暗沉、色素斑。

水杨酸 & 杏仁酸

配方中角色：毛孔的清道夫+非激素类抗炎剂。

水杨酸存在于柳树皮、白珠树叶及甜桦树中，现在大多可以用化学合成。口服的阿司匹林，其代谢产物就是水杨酸，在体内起到解热镇痛的作用。

人们早在 1976 年就发现，水杨酸有和抗炎药媲美的消炎作用。其消炎能力是苯基丁氮酮、吲哚美辛的 63%~66%、阿司匹林的 77%、氢化可的松的 82%。当其浓度较低时，有抑制革兰氏阳性菌、革兰氏阴性菌、酵母菌、霉菌生长的作用。浓度稍高时，则有直接杀菌的作用。水杨酸浓度在 1%~4% 时，可以抗角化不全，增强角质的紧密度。

总结一下，不同浓度水杨酸在护肤中的应用如下：

0.5%~1%——抑菌。

2%——疏通毛孔、消炎、抗细菌和真菌。

5%——用于治疗头癣、足癣。

30%——剥脱角质。

按规定，面部使用的水杨酸产品浓度不能超过 2%，头发所用产品中不超过 3%。某些水杨酸产品里含有 2% 的超分子水杨酸。超分子水杨酸的意思是：用水凝胶技术，不用有机溶剂，将水杨酸以超分子形式溶解于水中，在皮肤上缓慢释放有效成分，清洗之后仍持续作用于表皮，提高了利用度，也解决了水杨酸的水溶性问题。

苦杏仁酸和水杨酸都是脂溶性的酸类产品，同等浓度下它们比其他酸的渗透性更深，所以在护肤品中添加浓度不需要很高，在护肤品中像 4%~8% 就足够了。

苦杏仁酸又称为"杏仁酸""扁桃酸"。苦杏仁酸的皮肤亲和力高，渗透性强，而且比甘醇酸的作用更加温和，由于其化学结构类似抗生素，因此可以抑制多种细菌的增生。杏仁酸的亲脂性使其对皮脂腺导管堵塞、毛囊痤疮丙酸杆菌的繁殖都有很好的治疗作用。

水杨酸和苦杏仁酸善于解决的皮肤问题：炎性痘痘、玫瑰痤疮、闭口粉刺、毛孔粗大。

壬二酸

配方中角色：痘痘的抗菌剂。

壬二酸的特点既不是去角质，也不是抗衰，它的优势是抗炎、杀菌。酸具有抑制金黄色葡萄球菌、表皮葡萄球菌、铜绿假单胞菌、白色念珠菌、痤疮丙酸杆菌等需氧菌和厌氧菌的作用，在较高浓度时（大于 250 mmol/L）效果较好，所以在护肤品中的浓度也比较高，一般需要在 10% 以上。因此，临床上把它用于玫瑰痤疮、普通痤疮的治疗，而且临床证实，它在这方面的疗效优于甲硝唑凝胶。

善于解决的皮肤问题：痘痘、玫瑰痤疮。

多羟基酸

配方中角色：保湿抗衰。

多羟基酸是很特别的酸，不是用来"刷酸"的，它是抗衰产品，大多为第三代、第四代果酸。它们可以减少自由基，减少糖化终末产物，也就是有抗糖化的作用。同时它们特别温和，刺激性特别弱，保湿性强。其中葡萄酸内酯因为抗衰效果最全面而用得最为广泛。而乳糖酸作为第三代果酸，它的保湿性最强，比甘油山梨醇还强，能够保存水分，能够保存水分，可以抓取皮肤表面和空气中的水分子，并长时间的紧密连接，帮助皮肤保湿。并可长时间保持紧密联结状态。第四代果酸——麦芽糖酸，具有螯合金属离子的作用，可以减少自由基对器官的伤害。因此，多羟基酸属于抗衰成分。

善于解决的皮肤问题：皮肤干燥、光老化、自然老化。

/"刷酸"的流程及后续养护/

（1）"刷酸"前的准备工作

"刷酸"的第一步是找对适应人群，并且排除禁忌证（表2-6），否则用后皮肤反而会越发敏感，问题加重。

表2-6 "刷酸"的禁忌证

禁忌证	①皮肤开放性损伤 ②过敏期间 ③孕期（避免水杨酸） ④饮酒、蒸脸后 ⑤问题皮肤期间（皮炎、银屑病、单纯疱疹等） ⑥6个月内口服过维A酸类药物 ⑦正在口服抗凝药或吸烟 ⑧近期做过放射治疗 ⑨太阳晒伤后 ⑩有肥厚性瘢痕或瘢痕疙瘩病史

值得一提的是，敏感肌并非绝对不能"刷酸"，正确地使用酸类产品反而可以起到增厚角质、促进皮肤屏障健康的作用。

"刷酸"前，要洗去多余油脂，清洁皮肤，保护皮肤薄弱部位，防止过度剥脱造成创伤或液体误入黏膜。保护剂可以用厚油状质地的凡士林、矿物油，甚至一些软膏。

▶ 需保护的部位

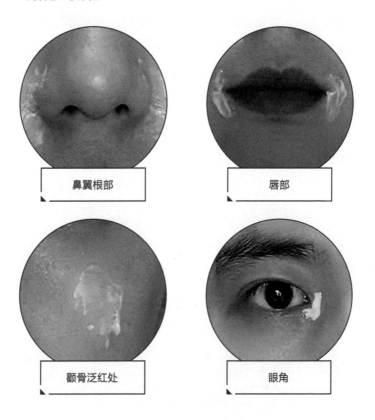

鼻翼根部

唇部

颧骨泛红处

眼角

（2）"刷酸"过程中

"刷酸"是一种解决问题皮肤的手段，因此建议尽量在问题皮肤范围内进行，如闭口粉刺、痘印、皱纹处，周围正常皮肤可以不刷。

刷上酸后，皮肤出现轻微的瘙痒、刺痛是正常的表现。但如果单点位置出现明显的疼痛，那可能是有皮肤破损了，建议即刻用生理盐水或蒸馏水稀释。注意，刷了高浓度的果酸后，要即刻中和！

"刷酸"的频率和浓度都是建议由低到高，再由高到低。先低是为了建立耐受，后高是为了达到适合功效，后再转为低频率或低浓度是为了展开后续的养护工作。

（3）"刷酸"后

即刻进行以下的流程（表2-7）。

表2-7 "刷酸"后护理步骤

第一步	第二步	第三步	第四步（泛红）
清水洗净	湿敷	保湿舒缓	冰敷

先洗净，记得用柔和的面巾沾洗，不要擦洗。如果皮肤仍有瘙痒感，可以用蒸馏水湿敷5分钟。

立刻涂抹上舒缓保湿的产品，这一步不要漏掉，因为此时你的角质层是最薄的，需要建立一层人工屏障进行保护。一定要用舒缓不刺激的产品，避免二次损伤。

"刷酸"后的日常养护比对待敏感肌还要严格细致，因为敏感肌不一定角质层薄，但刷完酸后的一段时间，角质层一定会变薄的，故要着重注意以下几方面。

▶防晒

"刷酸"后，皮肤更容易晒黑、晒伤，晒出敏感肌，所以要注意防晒。夏天使用SPF50，PA++以上的防晒霜，其他季节选择SPF30，PA+的。

▶ 保湿

角质层薄的人，皮肤不锁水，会特别干，而且油脂分泌也会减少。

▶ 舒缓

因为角质层薄，外界温度、空气、颗粒、口罩摩擦会更容易对皮肤造成刺激，需要备好舒缓的产品随时急救。

/ "刷酸"不良反应急救 /

破皮

皮肤刷破皮是比较常见的自行"刷酸"强度过大的情况。最初是泛红，要不了多久就会发现局部结了一层痂。这个时候要预防感染，涂一点红霉素保护创面，一天 2~3 次。

● 结痂

▶ 凹坑

很多人结痂等不及恢复就抠掉，或者痂皮掉了以后，皮肤出现凹坑，高低不平。这个时候千万要注意了，赶紧去正规医院就医，或涂重组人表皮生长因子凝胶，每天 3 次，加速皮肤愈合，不然很容易留下瘢痕，凹凸不平一般需要 3 个月左右恢复。

▶ 未修复

痂皮掉了以后，局部这块皮肤因为没有完全长好，会出现泛红的情况，泛红 1~2 周后甚至会留下发黑的色素沉积。可以涂抹多磺酸黏多糖乳膏，每天 2 次，可以加快恢复。这个时候的色素沉着不要急着去做激光，否则很可能加重。色素沉着即使不处理，3个月自然也会好。

爆痘

爆痘是很常见的不良反应，因为一般"刷酸"前皮肤闭口本来就多，"刷酸"打开了通道，空气进入导致微生物繁殖。"刷酸"引起的爆痘，记住不要涂维A酸乳膏和阿达帕林凝胶，用夫西地酸抗菌就可以了。

疱疹

"刷酸"将皮肤变薄后，引起屏障功能减弱，会导致病毒大面积感染，口唇部可出现疱疹。建议赶紧就医，同时配合使用阿昔洛韦软膏涂抹疱疹位置，每隔4小时涂1次。

敏感

敏感是很多人的表现。刷完酸后角质层变薄，让你觉得自己不禁晒、皮肤不锁水、时不时脱皮、面颊（颧骨处）泛红。这个时候你要14~30天不要去"刷酸"，让你的角质层回到健康状态和足够的厚度。其间要做好防晒，多用舒敏保湿产品，加快表皮愈合。面膜前3天每天1片，皮肤干了就用喷雾喷，水乳1天2~3次。以上不良反应的处理方法如表2-8所示。

表2-8 "刷酸"不良反应处理

不良反应	破皮			爆痘	疱疹	敏感
	结痂	凹坑	未修复			
表现	泛红，结痂	高低不平	泛红、色素沉着	红色丘疹	口唇周长疱	脱皮、面颊泛红
处理	红霉素软膏	重组人表皮生长因子凝胶	多磺酸粘多糖软膏	夫西地酸乳膏	阿昔洛韦乳膏	舒敏保湿产品
频率	2~3次/天	3次/天	2次/天	2次/天	4~6次/天	见上文

"刷酸"的有效性判定

在医美治疗中，"有效"和"不良反应"只有一线之隔，而有效治疗的操作区间又很"窄"，需要非常精准地操控。非专业人士擅自操作医美治疗，治疗结果往往会陷入无效治疗和不良反应之中，因为他们可能觉得操作力度越大，疗程越频繁，效果就越好，实际上肯定不是的。

"刷酸"这种风险偏高的美容技术就是如此。专业的医生能够找到有效治疗的区域，并通过皮肤的反应来确定本次治疗是否有效且达到皮肤承受的"临界线"。如何找到"临界线"呢？我们一定要记住下列皮肤表现。

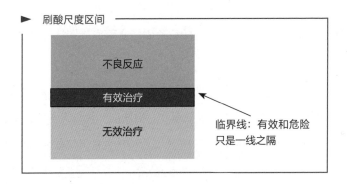

（1）红斑

整张脸"刷酸"，出现了局部泛红区域，说明这块皮肤的"刷酸"程度已经足够了，出现了炎症反应，要及时中和掉并停止操作。如果你才刷了1分钟，就有些位置红了，那就先局部中和掉红了的位置，其他位置继续"刷酸"。

（2）白霜

局部区域的白霜，说明是即将结痂了，不能再刷下去了，一定要停下来。

（3）平整

身体"刷酸"可以使用高浓度（50%~70%）的甘醇酸，时间也可以长达 10 分钟。比如有"鸡皮肤"的手臂和脖子这些位置，刷了 5 分钟后就可以每隔 1 分钟用戴好专用手套的手摸一下，如果摸上去没有一开始那么疙疙瘩瘩了，就可以停了。当然如果出现红斑和白霜也要停止操作了。

（4）无法忍耐

什么时候应该停止操作，并不需要苦苦等待以上 3 个现象。如果你觉得你的脸已经痒、刺到不能忍受了，也要停下，说明你比较敏感、不耐受。可能第一次 3 分钟你就忍不住了，但渐渐地你可以坚持到 5 分钟。

"刷酸"的停止操作信号如表 2-9 所示。

表 2-9 "刷酸"的停止信号

停止信号	无法忍耐	红斑	白霜	平整
意义	主观不耐受	波及真皮层	即将结痂	角质溶解完成
操作	停	停	停	停

最后总结一下，并不是所有人都适合"刷酸"，而且有些人在某些状态下也不适合。目前医学和日常护肤领域中，酸类的产品也在不断地更新迭代，对于使用酸类产品的技巧要求会越来越低，容错率越来越高，将皮肤变敏感和刷薄的现象也将越来越少。但还是要告诉大家一句：不要盲目跟风，解决皮肤问题的方式也不只有"刷酸"一种。

祛痣，那些你不知道的事

　　祛痣是皮肤科非常常见的项目。随着医学的普及，最近几年恶性黑色素瘤（metastaticmelanoma，MM）进入了大家的认知。在我的诊室，经常有祛痣需求的求美者来咨询。他们问的最多得问题是：医生，这个痣会不会恶变？要不要去掉？接下来，我就为大家科普一下色素痣的问题。

/如何区分好痣、坏痣/

　　我们首先来看一下痣的分类。

　　半球凸起——皮内痣。

　　平于皮肤——交界痣。

　　微微凸起——混合痣。

　　皮内痣（如"媒婆痣"）的体型最大，看起来最影响美观，但它反而最安全，因为痣细胞处于真皮层，环境相对稳定。而且它如果长了毛，就更能确定是安全良性的痣。可以说，它很丑但很善良。

　　交界痣平于皮肤，痣细胞在表皮层，相对活跃，用非手术手段去点它，也比较难点掉。由于它活跃度高，容易生长，不太安全。

　　混合痣的深度和活跃度介于两者之间。

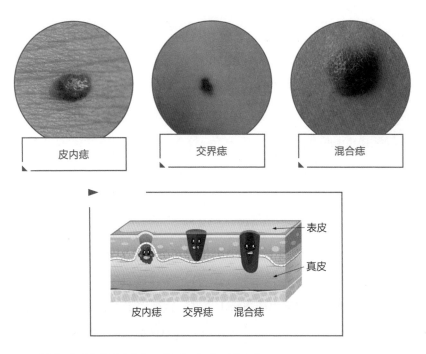

皮内痣　　　交界痣　　　混合痣

表皮

真皮

皮内痣　交界痣　混合痣

/ 恶性痣的辨别方式及生长位置 /

什么是恶性痣呢？临床上有一个ABCDE辨别原则。黑色素瘤分为良性和恶性，恶性黑色素瘤，也就是俗称的"恶性痣"，会转移扩散，严重危害健康和生命。

A（Asymmetry）对称性

色素痣一般都是圆形或者椭圆形，比较对称；而恶性黑色素瘤往往都不对称。

B（Border）边缘是否规则

色素痣一般边缘清晰；而黑色素瘤表现为边缘不完整或不规则、有缺口、边缘模糊不清。

C（Color）颜色

色素痣的颜色基本上都是均匀的，就是单一的颜色；但黑色素瘤的黑色往往不太均匀，颜色也可以是五颜六色，会出现黑色、棕色、棕褐色等颜色，甚至还可以出现白色、灰色、红色和蓝色的区域。

D（Diameter）直径

一般来说，色素痣直径小于 6 mm；恶性黑色素瘤直径大于 6 mm，且增长速度快。

E（Explore situation）进展情况

色素痣一般长时间不变；恶性黑色素瘤在短时间内可能有进展，发展比较快。

简单说就是，如果出现边缘不清晰、直径大于 6 mm、2 种以上颜色的痣，你就要小心了。高度怀疑是恶性黑色素瘤的，就不要考虑留不留下瘢痕的事情了，要及时处理掉，并且做一个后续的病理检查，排查是否为恶性黑色素瘤。

恶性黑色素瘤是一种由皮肤和其他器官的黑色素细胞产生的肿瘤，是最严重的皮肤癌类型之一，在美国最常见的癌症诊断中排名第五。在中国，每年约有 2 万例新增病例，但总体发病率占比不到十万分之一，所以发生概率极低。但是在疾病早期容易发生淋巴结及血行转移，临床预后差，晚期患者中位生存期仅为 7.5 个月，2 年生存率约为 15%，5 年生存率仅为 5%。一旦发现得晚，生存率极低。所以对于一些危险度高的色素痣，我们的态度是：宁可切错，不可放过！

除了类型和外形上的分辨，痣所长的位置也很关键，摩擦大，反复破损，会导致癌变的概率增加。

长在以下位置的痣，容易恶变，建议切掉。

①足部、脚掌、手掌。

②颈部。

③手指甲、脚指甲黑线（甲母痣）。

我在当年选了皮肤科的时候就让我的导师帮我把脖子后面的痣和长在手指甲里的甲母痣给切掉了，因为我还是很惜命的。

切除面部以下位置的痣，容易留下瘢痕，如果不影响美观和健康，建议不处理。

①经常讲话，口周容易拉扯，形成瘢痕增生。

②面部以上位置有抬头纹拉扯。

以上位置在去除痣后，建议在3个月内都用肉毒毒素放松周围肌肉，以起到减少张力、预防瘢痕的作用。而且不同位置的痣，切口方向也有讲究。要顺着皮肤运动的纹理切，比如，抬头纹要横着切，口周要放射状地切，这样术后也不容易扩大瘢痕。

/ 祛痣的方法 /

（1）手术切除

优点：最靠谱，留下的线性痕迹或瘢痕相对较小。术后也能通过做细胞病理诊断是不是"坏东西"。

缺点：昂贵，要缝线换药，整体恢复过程慢。

（2）激光（二氧化碳）去除

优点：方便，表面敷麻膏或浸润麻醉一下，30~60秒就可以点掉。

缺点：容易复发（我自己最多复点过8次），术后容易有圆形的痕迹，像痘坑。

（3）药水去除

优点：无创，不影响工作，极其便宜，数年前很流行，美容院或街头都有。

缺点：完全不可控，容易色脱发白，一半黑一半白的更难看，不建议。

（4）电离子去除（也就是电烙烫掉）

优点：更快，10秒就搞定。

缺点：考验医生手的稳定性，用力一大，就变坑了。

优先选择顺序：手术＞激光＞电离子＞药水。

/术后注意事项及瘢痕预防/

祛痣术后，部分人会出现瘢痕增生、凸起，反而影响美观。其实，术后可以做好以下工作来进行预防。

（1）减少张力

可以用肉毒毒素来放松周围皮肤，另外还可以进行减少张力的包扎。6个月内，都不要用手去摸它，如果总去摸有没有增生，摸着摸着就真增生了。

（2）湿性愈合

在 3 个月内涂抹硅酮制剂。伤口湿润的环境下，愈合会加快，同时也会减少过度增生。

（3）及时换药

换药，一是为了预防感染，二是为了看有没有结痂，结痂一定要处理掉，不然会影响创面的吻合，使瘢痕变宽。

以上就是安全祛痣、预防留下瘢痕的最佳攻略。至于很多人喜欢问我："这颗痣点了以后会不会影响桃花运、财运？"那就不是我们皮肤科医生能够回答的了。

面部、眼周抠不掉的
小疙瘩，到底是什么？

此时看着书的你，可以跟着我一起拿起镜子，摸一下自己的脸和眼周，你是不是经常摸到疙疙瘩瘩的东西，但是抠又抠不掉，总觉得很难受，又不知道怎么办？接下来，我就把这些疙瘩的真面目和处理方法告诉大家。

/ 脂肪粒 /

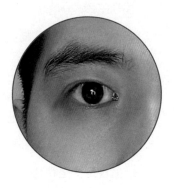

性质：眼部下眼睑偏外侧多发，凸起的颗粒中含有白色内容物，可以挤出来，学名粟丘疹。

辟谣：以前很多人认为脂肪粒和眼霜涂得太厚、营养过剩有关。其实，医学尚没有查明病因，但可以确定的是，和皮肤的细小创伤再修复的过程，以及炎症有关，因为里面是白色囊肿样的角化物。

预防：不要去揉搓、摩擦眼部皮肤，均匀涂上眼霜就可以了，不要不停地按摩。

去除方法：如果要挑掉脂肪粒的话，记得用碘伏消好毒，粉刺针也消毒，把脂肪粒头部的皮肤挑破，然后用两支棉签挤出来就行了。记得在伤口上涂上红霉素软膏。有的脂肪粒长得很深，只能去专业的地方用电离子、二氧化碳激光去除，一般不太会留下瘢痕。

/ 汗管瘤 /

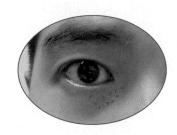

性质：从内眼角下方开始发。一开始比较细小，后来变大、凸起，颜色和肤色一样或稍显白。它是一种汗腺导管的增生，和遗传、内分泌的关系较大。

预防：目前，医学上没确定汗管瘤的病因，因此没有具体的预防措施。这个东西和涂眼霜没关系，涂了以后症状不会加重也不会减轻。

去除方法：在皮肤科，它也是不用治疗的，但它不会自愈，部分会越来越大。要去除的话，需要用二氧化碳激光、电离子烫到汗腺导管处，直到白色的颗粒消失。比较深的话，容易皮肤色脱、留瘢痕。因此，如果你不觉得难看的话，尽量不要去处理。

/ 扁平疣 /

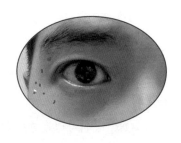

性质：靠外侧太阳穴多发，它比较小，颜色很接近皮肤，用手摸有颗粒感。它就是疣的一种，暴晒、免疫力低下、皮肤损伤都容易使其暴发。

预防：注意不要用力揉搓皮肤，平时不要太疲惫。一旦长了扁平疣，不要抠破、搔抓，它是会传染的，容易导致周围皮肤跟着长。

去除方法：可以用氟尿嘧啶乳膏、水杨酸软膏、维A酸乳膏进行点状涂抹，促使其脱落。想更快去除，可以直接用冷冻、二氧化碳激光、电离子，一般不会色素沉着和留下瘢痕。

/ 下巴疙瘩 /

性质：属于角质细胞和油脂在毛囊里的堆积，很难通过物理方式挤出。

预防：很难预防。

去除方法：壬二酸早晚用一次，或者晚上使用维A酸乳膏一次。一般来说，这些白色颗粒无任何不适感，同时也不会突然长成痘，建议不用处理。

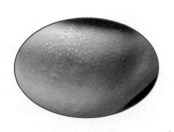

/"鸡皮肤"/

（1）鼻背"鸡皮肤"

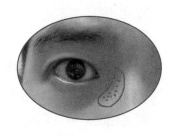

性质：从鼻背延展到下睑下方的细小颗粒，挤不出来东西也抠不掉。它属于一种毛囊里的角质堆积。

预防：平时可以在这里多涂抹一些保湿产品。

去除方法：这种"鸡皮肤"不建议做过度处理，不疼不痒也不会加重，随着年龄的增长会自然消除。如果你非要弄掉它，可以用"刷酸"，包括家用的水杨酸溶液、苦杏仁酸溶液，但是当心别涂到眼睛里，还可以用专业的点阵和二氧化碳激光处理，不过好了一阵子后，又会长回来。

（2）面颈部"鸡皮肤"

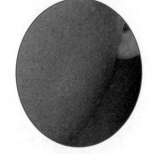

性质：面颈部疙疙瘩瘩，同时伴有泛红，其学名特别长，叫面颈部毛囊性红斑黑变，但是别慌，这个最好解决了。

预防：一般和遗传相关，无法预防。

去除方法：用0.1%维A酸乳膏+尿素

霜，每天晚上涂抹 1 次，一开始时间短一些，耐受了可以封包过夜。然后你会脱皮，恢复后，摸上去就会很光滑。

/"逆光疹"/

首先，"逆光疹"并不是皮肤科的学术名词，只是因为它逆着光能被看见而给它起的昵称，是前几年网络比较火的词。网友不能分辨它是什么，因为挤不出来油脂，但起码知道它不是闭口，所以自行发明了"逆光疹"这一词。

很多皮肤问题，都会出现"逆光疹"的表现，我们来看看怎么诊疗（表 2–10）。

表 2–10　"逆光疹"的诊疗方法

表现	潮红，灼热	不红，略瘙痒	微红，瘙痒明显
诊断	激素依赖性皮炎	接触性皮炎	湿疹
一般养护	停用可能引发问题的护肤品	避开过敏物	饮食忌口
急救处理	冰敷＋红光 20 分钟照射	炉甘石洗剂、尿素霜	炉甘石洗剂、红霉素软膏

若面部有整块潮红、灼热现象，属于激素依赖性皮炎，停用现在的护肤品和面膜，用冰袋冰敷，家里如果有红光美容仪，可以照射 20 分钟，每周 2~3 次修复缓解。发作时非常不适的，可以在医生的指导下涂抹他克莫司。

如果皮疹不红，略微有瘙痒的，和换季或用了不适合皮肤的护肤品等造成的接触性皮炎有关。首先避开过敏物，痒的话用炉甘石洗剂擦洗，不痒的时候用尿素霜保湿皮肤。

如果皮疹微红，瘙痒明显，越抓越痒越热的，就是湿疹。和自身免疫有关，饮食要忌口，避开辛辣刺激物及酒精。痒了用炉甘石洗剂，抓破了用红霉素软膏。

以上简单的方法可以帮助大家解决很多脸上疙疙瘩瘩的问题。如果实在难以鉴别或过程中有不懂的问题，还是建议去正规医院就医。

脸蛋一直发红，
小心是玫瑰痤疮！

我在门诊时，经常碰到求美者顶着一张颧骨处红彤彤的脸，其中90%的人觉得自己只是"敏感肌"容易泛红，其实不然，还有一个经典的面部泛红的皮肤问题——玫瑰痤疮。

玫瑰痤疮，英文名rosacea，名字形象且浪漫——玫瑰。中文有另一个别名，你们都听过——酒渣鼻。看到这里，可能很多女性都会觉得自己没有这个问题。其实，玫瑰痤疮总共有4种形态，快来看看你到底有没有玫瑰痤疮。

/ 玫瑰痤疮的分型 /

（1）丘疹脓疱型

全面部又红又长痘痘，这就和玫瑰痤疮的名字很贴切了。很多人会和寻常型痤疮混淆起来。用 2 张图和表 2–11 帮大家做个区分。

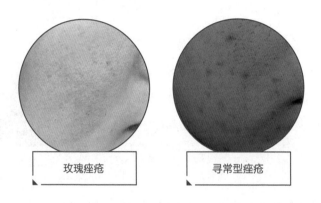

玫瑰痤疮　　　　　　寻常型痤疮

表 2–11　玫瑰痤疮与寻常型痤疮的区别

类型	玫瑰痤疮	寻常型痤疮
肤色	大面积泛红，从中央向外辐射	正常，痘痘周围可泛红
皮损类型	小红色丘疹、小脓疱、小糠疹	粉刺、丘疹、脓疱、结节、囊肿偏大，且明显隆起，高于皮肤
痘印	少见，被泛红笼盖	黑色痘印，红色痘印
感觉	全面部灼热不适	仅痘痘位置有刺激感
病原体	螨虫	痤疮丙酸杆菌等细菌
痘坑	少见，毛孔粗大明显	多见

（2）鼻赘型

就像电视剧里贪吃贪喝的人一样，鼻子肥大，有高起增生，又被称为蒜头鼻。伴有皮脂腺和软组织的增生，毛细血管扩张明显，整体形成过程比较漫长，约数十年之久。

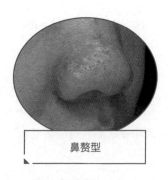

鼻赘型

（3）红斑型

中央、面颊、眉间、下颏部对称性泛红，而且是持续性的丝状毛细血管扩张，鼻翼和鼻尖最为明显，非常容易和敏感肌混淆。

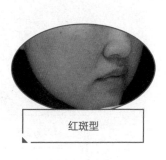

红斑型

（4）眼型

眼结膜呈现充血的状态，眼睛有异物感、烧灼感或刺痛感，干燥、瘙痒、光敏、视物模糊，可以见到巩膜及其他部位的毛细血管扩张或眶周水肿。

/玫瑰痤疮的诱发原因/

（1）遗传

研究发现和先天遗传有部分关联，父母有玫瑰痤疮的，子女获玫瑰痤疮的概率较高。

（2）护肤不当

过度清洁、护肤品使用不当、不科学地去角质、过度面部摩擦揉搓，会导致持续性的损伤，最终诱发玫瑰痤疮。长期紫外线暴晒、高温、严寒风吹未注意防护也会诱发。

（3）饮食不当

饮食辛辣刺激，特别是过度饮酒导致内分泌紊乱，促发面部慢性炎症。

（4）内分泌失调

精神压力大、激素水平紊乱等，导致皮肤屏障功能及微生态紊乱。

（5）其他疾病继发

脂溢性皮炎、激素依赖性皮炎、痤疮等皮肤问题，以及胃肠疾病。

/ 皮肤科治疗方法及日常养护 /

（1）治疗方法

外用产品如表2-12所示。

表2-12 玫瑰痤疮外用产品

名称	作用	适应证	用法	推荐度
甲硝唑	杀灭毛囊蠕形螨，抗炎	丘疹脓疱	0.75%乳膏，每日2次	90%
克林霉素	抑制厌氧菌、金黄色葡萄球菌感染	丘疹脓疱	0.3%或1%凝胶，每日1~2次	80%
壬二酸	抑菌、控油、角质剥脱	丘疹脓疱	10%、15%、20%等不同浓度，每日2次	80%
水杨酸	角质剥脱、清粉刺、抑制毛囊炎症	丘疹脓疱	2%，每日1~2次	60%
环孢素滴眼液	眼结膜抗菌消炎	眼型，结膜充血泛红	每日2次	60%

（2）口服抗菌类药物（表2-13）

表2-13　玫瑰痤疮口服抗菌类药物

名称	作用	适应证	用法	推荐度
多西环素、米诺环素	抑菌	丘疹脓疱	50~100毫克，每晚1次	80%
异维A酸	抗角化、抗炎、抑菌	鼻赘增生、丘疹脓疱	50~100毫克，每日1次	90%
卡维地洛	收缩血管	红斑、面部潮红	3.1~6.25毫克，每日1~3次	70%

（3）光电治疗（表2-14）

表2-14　玫瑰痤疮的光电治疗

名称	作用	适应证	用法	推荐度
595染料激光	收缩血管	红斑、红血丝	血管扩张处局部治疗，每月1次	90%
强脉冲光	收缩血管、抗菌、控油	红斑、面部潮红、丘疹	全面部，每月1次	100%
射频	增加皮肤耐受度，降低敏感度	红斑、面部潮红	全面部，每月1次	70%

（4）其他方式治疗（表2-15）

表2-15　玫瑰痤疮其他治疗方式

名称	作用	适应证	用法	推荐度
A型肉毒毒素	收缩皮脂腺，控油	潮红，毛孔粗大，丘疹	全面部水光导入，20~30U，每3个月1次	80%

名称	作用	适应证	用法	推荐度
手术切除、激光削磨	去除增生的皮赘肉芽组织	鼻部增生	增生较小、毛细血管扩张较轻度，使用划痕切割术、二氧化碳激光 增生较大、毛细血管扩张明显，使用电刀、手术刀进行切割	70%

（5）日常养护

▶清洁

尽量用氨基酸、APG类的弱酸性温和洗面奶。每日 1~2 次，不可过度清洁。

▶防晒

日晒会加重病情，故避免暴晒。优先选择遮阳伞、遮阳帽防晒。使用物理防晒的防晒霜，以减少对皮肤的刺激，SPF > 20，PA++ 即可。

▶护肤品选择

选用成分简单，且以马齿苋、红没药醇、积雪苷（积雪草提取成分）、黄酮类，这些抗炎舒缓类成分为主的护肤品，做好保湿可以减少灼热刺激的程度。

▶家用美容仪——LED 的红蓝光

优先选择红光、黄光照射，每次 15 分钟，每周 2~3 次。红光对炎症性丘疹脓疱有显著的改善作用，黄光可改善红斑和毛细血管扩张，适用于伴有明显肿胀、灼热的玫瑰痤疮。

▶ 家用美容仪——射频仪

可以稳定神经功能及抗炎，一般 1 周 1~2 次就够了。

▶ 情绪管理

玫瑰痤疮会随着情绪波动、月经周期或更年期情绪波动而反反复复地发作。因此，调节好生活和工作压力是必不可少的。一些精神紧张的患者可以用帕罗西汀来缓解压力。

总结一下，玫瑰痤疮是一种很复杂的皮肤病，没有特别明确的诊断，你很难说它是，也很难说它不是。所以，建议大家一定要第一时间去正规皮肤专科医院找医生就诊。玫瑰痤疮是一种慢性的皮肤炎症，治疗过程可能会长达数十年之久。但随着年龄增长，皮脂腺萎缩，最终症状会消失。另外，杀螨虫并不是治疗玫瑰痤疮的主要方针，恢复皮肤屏障的正常功能才是，所以大家不要去网上随意购买杀螨虫的产品，很可能会二次伤害皮肤，导致症状越发加重。

面部油腻还脱皮，脂溢性皮炎！

你身边有没有这样的男同事，总是面泛油光，你仔细一看，他的鼻子、面颊发红，还挂着白白的皮屑，肩膀上还能看到很多头皮屑……这个时候，你可别觉得是他不注重个人卫生，其实他得了脂溢性皮炎。

/ 脂溢性皮炎的诱发原因 /

脂溢性皮炎的发病原因在学术界尚未明确统一，很难完全避免，但发病机制主要与以下 3 条有关。

（1）皮脂腺分泌旺盛：大量油脂分泌，特别是T字区（眉间、鼻部、面颊、下巴）等皮脂腺密集区域。

（2）真菌繁殖：马拉色菌大量繁殖，出现面部皮炎的表现。

（3）免疫功能紊乱：免疫反应强或免疫力弱，都会引起脂溢性皮炎。

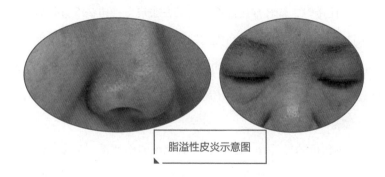

脂溢性皮炎示意图

/ 脂溢性皮炎的皮肤科治疗及日常养护 /

皮肤科治疗

（1）皮肤科外用涂抹类

▶ 他克莫司、吡美莫司

针对顽固性脂溢性皮炎，非激素类消炎药，每天 2 次，整体使用时间尽量不超过 2 周。长期使用也会有依赖性，降低皮肤免疫力。该类药物只抗炎，不杀菌，因此要注意微生物感染是否严重。

▶ 酮康唑软膏

抗皮肤真菌类药物，不仅脂溢性皮炎，体癣、股癣、脚癣都可以使用，每日 1~2 次，连续 2~4 周。

▶ 头皮洗剂

优先选择 2% 酮康唑洗剂，抑制真菌繁殖。瘙痒剧烈、头皮屑较多的，可以选用复方酮康唑洗剂，配方中除了含酮康唑，还含有激素，能起到快速消炎止痒的作用，但不要长期使用。另外，也可以选择二硫化硒洗剂，有抑制马拉色菌的作用。以上产品一般每周使用 2~3 次，隔天 1 次。使用时，轻轻揉搓洗剂，让其在头皮上停留 2~5 分钟后洗净。

同时，经研究发现，中药类的洗剂对于头皮的脂溢性皮炎也具有长效的控制作用。例如，黄檗 200 克、甘草 50 克、蛇床子 200 克、苦参 200 克，煮沸冷却后，用药液清洁头皮，有清热利湿、祛风止痒的作用。

▶ 激素类软膏

1% 氢化可的松乳膏、0.1% 丁酸氢化可的松乳膏、曲安奈德氯霉素乳膏、0.05% 地塞米松软膏皆可，但总体使用不要超过 2 周。时间过长容易导致继发激素依赖型皮炎。

（2）皮肤科内服类

▶ 维生素 B 片

复合维生素 B 片或维生素 B_6 片，每日 2~3 次，每次 1~2 片，连续 3 周。

▶ 伊曲康唑胶囊

伊曲康唑胶囊可以抗皮肤真菌感染，一般每日 200 毫克，口服 1~2 周。

▶抗过敏药

氯雷他定、马来酸氯苯那敏、苯海拉明可以在皮肤瘙痒、红肿、灼热特别严重的时候吃1粒。

（3）皮肤科其他方式

▶强脉冲光

针对面部泛红、红血丝有收缩作用，同时可以抑制皮脂腺的油脂分泌，从而减轻脂溢性皮炎的症状。每月1次即可。

▶冷喷

泛红、灼热、瘙痒严重时，可以用冷喷镇静，有轻度抗炎作用。

（4）日常养护

▶饮食忌口

忌烟酒、辛辣刺激、油腻食物。多吃蔬菜，尤其是是富含维生素A、维生素B_2、维生素B_6、维生素E的食物，如胡萝卜、南瓜、土豆、卷心菜、动物肝脏、菜籽油等。

▶清洁

用温水清洁面部和头皮，尽可能选择温和的氨基酸类洗面奶。避免使用烫水和碱性皂基类刺激性的洁面产品。

▶生活作息

情绪压力过重、熬夜都会诱发脂溢性皮炎，导致病情反复。

▶护肤品的选择

以保湿舒缓类、配方成分精简的功效性护肤品为主，类似于敏感肌、玫瑰痤疮使用的医学护肤品。

舒缓面膜越贴越红！当心是激素脸

之前我一位同学的母亲来我门诊就诊，阿姨全面部泛红很明显，当时我给她做了舒敏导入处理，增加皮肤耐受度。但做了3次治疗后，阿姨的面部泛红反而更加严重，于是我同学就来询问原因。我又仔细地问了一遍阿姨的病史和术后护理。原来，阿姨本身皮肤只是敏感易红，做美容时，听美容师推荐了一款店里的舒敏面膜，买了一盒回家尝试，用完后，当场皮肤就会褪红，同时肤色白了一个度，但效果保持不了几天，因此，阿姨就长时间定期使用这款面膜。但因为后来接受了舒敏治疗，阿姨就把面膜停了一段时间。

听到这里，我心里立马有了答案——激素依赖性皮炎。

/ 激素依赖性皮炎 /

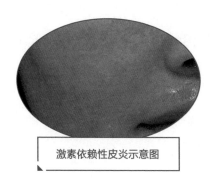

激素依赖性皮炎示意图

（1）激素依赖性皮炎的发生原因

▶ 护肤品中添加激素

不法商家为了使一些面膜护肤品达到一敷就白的效果，会在其中添加激素类成分。如果你使用的产品，首次、当场、快速地就能见到变白变嫩的效果，一定要高度小心。另外，一些微商、美容院、直销模式销售的护肤品，一般监管力度较弱，需要谨慎选择。

▶ 过度使用抗炎药膏

很多求美者因为湿疹、瘙痒、皮炎等问题，反复、长期使用糖皮质激素类药膏。强效激素使用超过 7 天，中效激素使用超过 20 天，弱效激素使用超过 30 天，就会造成激素依赖性皮炎（强、中、弱效激素类药膏产品在表 2–1 中有详细罗列）。

（2）激素依赖性皮炎的表现

面部自觉症状：灼热、瘙痒、刺痛、紧绷。皮肤表现为：①潮红，毛细血管扩张；②小疙瘩，主要为粉刺、丘疹、脓疱；③脱皮：干燥、脱屑、纹理增多；④色素沉着：大面积暗灰色、褐色沉着；⑤汗毛增多：毛孔里毳毛增长，会被误认为黑头增多。

（3）激素依赖性皮炎的治疗方式

首先，要立即停用激素或含激素类产品。除此之外，还可采取以下几种方式进行治疗。

▶ 抗过敏

针对皮肤瘙痒特别严重的，可在盐酸西替利嗪、氨苯那敏、赛庚啶中选 1~2 种联合使用。

▶ 激素替代治疗

0.03% 或 0.1% 的他克莫司软膏，每日 1~2 次；或丁苯羟酸乳膏或乙氧苯柳胺乳膏，每日 2~3 次。以上产品的使用时间都不要过长，不然会引发其他药物的依赖性皮炎。

▶ 强脉冲光（OPT DPL）

通过光热效应使血红蛋白变形，毛细血管收缩，继而减轻炎症。

▶ 红光治疗

使用红光，每周 5 次，每次照射 10~15 分钟，加快舒缓和修复。黄光也可以降低皮肤敏感度，可以配合红光同时照射。

▶ 湿敷

有水泡、糜烂、渗出症状的，可以使用 3% 硼酸溶液或生理盐水冷敷。

（4）激素依赖性皮炎的日常养护

▶ 护肤品选择

使用成分简单的舒缓保湿类产品，维护皮肤的日常屏障功能。

▶ 清洁

用温水、温和洁面产品清洁，避免用冰水或烫水洗脸。

▶饮食

减少辛辣刺激食物和发物的摄入，清淡饮食。

▶日常生活

注意防晒。

放松心情，避免焦虑、熬夜。

/注意区分化妆品皮炎与激素脸/

用护肤品后脸上泛红脱皮，就证明产品有激素吗？不，还有另一种可能——化妆品皮炎。

化妆品皮炎是指化妆品含有刺激物、致敏物、非法违禁成分或超标成分刺激皮肤屏障功能而产生的炎症性损害，说白了，就是"过敏"或"不耐受"。它和激素依赖性皮炎完全是不同的发病机制，详细区分如表2-16所示。

表2-16 化妆品导致的皮肤损伤

鉴别	激素依赖性皮炎	化妆品皮炎
来源	激素护肤品、皮肤用药不当	正常护肤品
元凶	糖皮质激素	致敏成分、防腐剂
皮肤表现	瘙痒、潮红、脱皮、色素沉着、丘疹	
发病机制	激素反跳	成分过敏引发皮炎
治疗	弱激素替代	断开过敏原

容易引起化妆品皮炎的成分如表 2–17 所示。

2–17　化妆品的高风险致敏成分

防腐剂	酚、苯胺、苯脲、双硫酚醇
色素	红 219（萘酚）、红 505（苏丹 Ⅱ）、红 221（甲苯胺红）、黄 204（喹宁黄）
香料	苯甲基柳酸盐、依兰油、纯茉莉、佛手柑油
基质	羊毛脂、丙二醇、界面活性剂、两面活性剂
染发剂	对苯二酚、硫基乙酸、稀氨溶液、火碱

无论是激素依赖性皮炎还是化妆品皮炎，都建议大家一定要在正规渠道购买护肤品，避免使用不法商家的劣质产品。

参考文献

[1] PAUL S,COLLINS MD. The chemical peel [J]. Clinics in Dermatology, 1987, 5: 57-74.

[2] SHARAD J .Glycolic acid peel therapy - A current review[J].Clinical Cosmetic and Investigational Dermatology, 2013, 6:281-288.

[3] 刘奉彬，王卫亮 . 30% 柠檬酸联合八白散治疗黄褐斑的临床观察 [J]. 中国民间疗法，2018, 26(9): 66-68.

[4] WEIRICH E G, LONGAUER J K, KIRKWOOD A H. Dermatopharmacology of salicylic acid. III. Topical contra-inflammatory effect of salicylic acid and other drugs in animal experiments[J]. Dermatologica, 1976, 152(2): 87-99.

[5] CAO S, FU X, WANG N, et al. Release behavior of salicylic acid in supramolecular hydrogels formed by l-phenylalanine derivatives as hydrogelator[J]. Int J Pharm, 2008, 357(1): 95-99.

[6] 李敬，韩凤娴，于霖，等. 火针联合杏仁酸治疗面部轻中度痤疮的疗效观察 [J]. 中国中西医结合皮肤性病学杂志，2019, 18(3): 252-254.

[7] BERARDESCA E，DISTANTE F, VIGNOLI G P. Alpha hydroxy acids modulate stratum corneum barrier function[J]. Br J Dermatol, 1997, 137(6): 934-938.

[8] ANDREW FITT O N, KAREN L GOA. Azelaic acid:A review of its pharmacological properties and therapeutic efficacy in acne and hyperpigment ary skin disorders[M]. Drugs, 1991, 41(5): 780.

[9] 陈飞. 恶性黑色素瘤的临床病理特点分析[J]. 临床合理用药杂志，2017, 10(21): 100-101.

[10] 中华医学会皮肤性病学分会玫瑰痤疮研究中心，中国医师协会皮肤科医师分会玫瑰痤疮专业委员会. 中国玫瑰痤疮诊疗指南(2021 版)[J]. 中华皮肤科杂志，2021, 54 (4): 279-288.

[11] SARTIM M A, MENALDO D L, SAMPAIO S V. Immunotherapeutic potential of Crotoxin: anti-inflammatory and immunosuppressive properties[J]. Journal of Venomous Animals and Toxins including Tropical Diseases, 2018, 24: 39.

[12] 袁姗，侯叔霞. 让人烦恼的头部脂溢性皮炎 [J]. 家庭医药·就医选药，2021(6):50-53.

[13] 邓玉霞，李燕. 治疗头皮脂溢性皮炎外洗方[J]. 中国民间疗法，2017, 25(12):98.

身体其他地方的
皮肤困扰

当下平均每 6 人里，就有 1 人脱发

卫健委之前做过一个调查：

我国脱发人群已经超过 2.5 亿，平均每 6 人中就有 1 人脱发。而且脱发越来越呈现年轻化的态势，"80 后"、"90 后"、"00 后"已经大量加入了脱发大军。植发市场里 57.4% 的人是 20~30 岁的人。

这"秃"如其来的"头"等大事，如何通过内调外养来改善呢？

/ 脱发的原因及分型 /

要了解脱发的原因及分型，首先来看一下如何判断自己是否属于"脱发一族"。

（1）脱发自测：拉发实验

实验一

步骤 1：2 天不洗头。

步骤 2：用两根手指捏住 50~60 根头发，从发根捋上来。

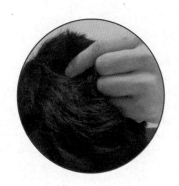

阳性结果：捋下 6 根以上的头发，说明你正在脱发。

阴性结果：捋下少于 6 根的头发。

实验二

步骤 1：2 天不洗头。

步骤 2：用手掌，在头部的上、左、右、后，五指并拢抓发。

阳性结果：抓下 10 根以上的头发，说明你正在脱发。

阴性结果：抓下少于 10 根的头发。

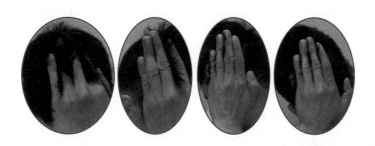

（2）常见的脱发有 6 种

1）脂溢性脱发

即雄性激素源脱发（AGA，简称雄秃），因为体内睾酮在 5α-还原酶的作用下生成二氢睾酮（DHT），攻击毛囊，刺激更多油脂分泌，

▶ 脂溢性脱发原理

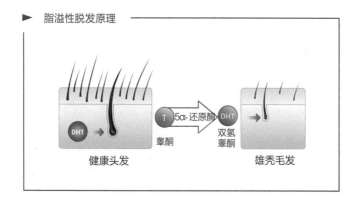

导致毛发从正常毛发变成细软的毛发，再变成毫毛，最后就导致毛囊萎缩，彻底无法再生毛发。多发生于青壮年的男性，主要和遗传、头皮微环境、雄激素反应敏感有关系，可以通过外用和内服药物来减轻症状。但脱发的总体进程不可逆，需要提前做好植发的心理准备。

2）营养性脱发

因为减肥、挑食、营养不均衡而出现的脱发。此时应该多补充蛋白质、铁元素。

3）生理性脱发

很多女同胞在产后 2~6 个月出现头发变黄、脱发，一般 1 年后基本恢复。建议平时饮食上多吃鱼虾、豆制品、菠菜、马铃薯等食物。

4）精神性脱发

因为短期内焦虑、失眠、烦躁、压力而导致的脱发。这些一般都是没有自觉症状的，可能是身边人突然发现。这种脱发可以不用特意去治疗，避免熬夜，多向朋友或医生倾诉，基本上可以自行恢复。

5）物理性脱发

高温环境、暴晒、马尾扎得过紧、喜欢挠头、烫发会导致物理性脱发。这种脱发是暂时的，只要减少人为对头皮的摩擦和刺激，头发就可以慢慢地长回来。

6）化学性脱发

因为染发、长期接触某些化学试剂，或人体自身正在进行化疗而导致的脱发。化学试剂会影响毛囊代谢，但不会引起毛囊完全坏死，因此，一旦停止化学刺激，脱发也是可逆的。

（3）脱发严重度自测，看看你是哪一种

脱发的严重程度，目前使用最多的是BASP分型方法，北京大学人民医院皮肤科张建中与周城教授在《中国雄激素性秃发诊疗指南BASP分型法解读》中讲到，BASP分型法是根据发际线形态、额部与顶部头发密度进行分级，包括4种基本型（basic）和2种特殊型（specific），结合基本型和特殊型将得出最终分型。

● **基本型**

4种基本型：L、M、C和U，代表发际线的形状。

L形脱发：正常头发，无脱发。发际线正常，无后移，表示毛发正常。

M形脱发：脱发模式像字母"M"，两额颞角向后脱发。根据严重程度分为4级：M0、M1、M2、M3。

C形脱发：前额发际线的中部后缩较额颞部明显，呈半圆形，似"C"，根据严重程度可分为4级：C0、C1、C2、C3。

U形脱发：是C形的加重情况，前额发际线退至头顶后，呈马蹄形，类似"U"，是最严重的脱发类型。根据严重程度可分为3级：U1、U2、U3。

● **特殊型**

2种特殊型V和F，代表特定区域（顶部V和额部F）头发的密度。

V形脱发：从头顶部开始头发明显稀疏，脱发只在头顶部，就是俗称的"地中海"类型，根据严重程度分为3级：V1、V2、V3。

F形脱发：头发密度弥漫性降低，前额区显著，这种类型常见于女性脱发。根据严重程度可分为3级：F1、F2、F3。

我强调一下重点，一旦毛囊完全萎缩，那掉发就是不可逆的，只能戴假发或植发。所以当你出现下图的轻中度症状，要赶紧去正规地方就医，延缓和防止脱发进一步加重。

▶ BASP 基本型脱发

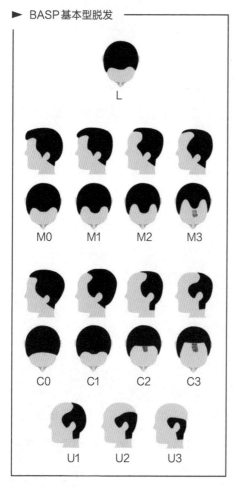

▶ BASP 特殊型脱发

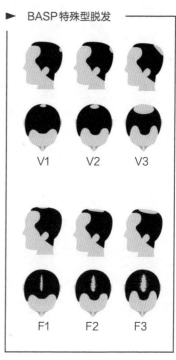

/ 脱发的日常护理 /

那脱发怎么改善呢？分为内服和外治。

内服主要是阻断我们前面提到的 3 个主角。

第一种，5α-还原酶抑制剂，最常用的非那雄胺。

第二种，抗雄激素类，如螺内酯、环丙黄体酮、达英-35。它们可以阻断二氢睾酮的合成，最终减少到达毛囊受体的数量，但是有一定的副作用。

外治的目的主要是改善毛囊生存环境，使得毛发能够生长和生存。以下展开说明。

第一类：改善头皮血液循环

① 2%~5% 米诺地尔最常用，它可以直接松弛血管平滑肌、扩张头皮小动脉血管，改善头皮循环，使毛囊营养和活性提高，更容易留住头发。

注意事项：刚使用米诺地尔时，会出现短暂的头发大量掉落现象，被人们俗称为"狂脱期"。这是因为休止期的头发脱落之后，生长期的毛发就提前长出来，这是一个新发推动旧发脱落的过程。一般会持续4~8 周，逐渐恢复正常，会看到发量有效增加。

② 激光生发技术。原理是通过一定波长的低能量激光（一般医用级的是 650 nm 波长，5 mW 能量）穿透皮层细胞，对细胞产生一些有利刺激，改善微循环，使毛囊吸收营养，修复毛囊组织，防止组织死亡，从而减少头发脱落，促进头发新生。

激光生发主要有两类适用人群：第一类是脂溢性脱发（或称雄激素脱发）人群，包括遗传性脂溢性脱发，生孩子导致的脂溢性脱发和因压力大、长期紧张、焦虑、疲劳、睡眠质量差等因素导致的脂溢性脱发。人群越发趋向年轻化；第二类是植发后需要修护及固发的人士。激光生发可以在植发后帮助改善头皮环境，减少复脱的可能性，起到固发的作用。

但是，如果脱发时间久，且没有得到很好的控制，脱发区域已经"干干净净"，完全没有毛发生长，就说明毛囊已经完全萎缩。没有结构完整的毛囊，激光生发也没有起效的基础——巧妇难为无米之炊。

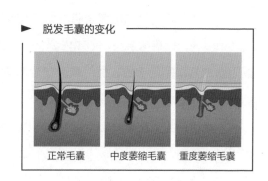

▶ 脱发毛囊的变化

正常毛囊　　中度萎缩毛囊　　重度萎缩毛囊

那激光生发不适宜哪些人群呢？有以下两类。

先天头发稀疏的人群，是头皮中原本毛囊的总数量就偏少。发际线偏高的人群，是发际线局部位置含有的毛囊数量就少。属于先天毛发少，并非后天毛囊受损而导致的脱发。这两类人群本身的毛囊数量和毛囊分布问题，是不能通过激光生发而得到本质改变的。

第二类：抗真菌消炎

就算体内激素水平控制住了，如果头皮炎症持续，脱皮、瘙痒，你忍不住去搔抓，把皮肤挠破，就容易出现瘢痕性脱发，毛囊就更加活不了了。针对这种情况，可以采取两种解决方式。

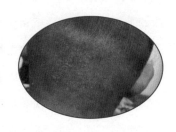

①抗菌：一般使用二氧化硒和酮康唑洗剂来抑制头皮的马拉色菌。

②消炎：如果瘙痒、皮损严重的还需要用到糖皮质激素类的免疫抑制剂。

第三类：营养补充

营养补充是美容皮肤科常用的防脱治脱方法。主要使用一些水光针、微针的方法，来给头皮的真皮层注射营养物质。其中主要包含头皮所需的氨基酸、维生素、矿物质等成分，让头皮出油减少，毛囊营养增加，从而起到防脱生发的作用。

第四类：植发

植发虽然是最终解决方案，但还是要趁早，因为要用你自己的毛囊。随着年龄增长，你的活毛囊就会越来越少。而且植发后的求美者也要注意了，以上说的所有工作还是要做的。如果你头皮的环境依旧恶劣，不适合毛发生长的话，种上去的头发仍然是会掉的。

X	小贴士
	每个人大约有 10 万根头发。每个毛囊的生长周期是 3 年，算 1000 天，10 万/1000=100。所以每个人每天掉 50~100 根头发均属于正常，其中 70% 是在洗澡的时候掉的。所以洗澡发现自己掉这么多头发，也不要太慌乱了。

/脱发的中医内调方法/

因为脱发的原因有所不同，所以中医需要辨证，找准病因后再对症下药。分享一下现代年轻人由于血热风燥、脾胃湿热脱发的表现及治疗。

（1）血热风燥

头发干燥，头皮瘙痒，自觉头部烘热，舌质红，苔薄黄微燥，脉弦滑。属于血热风燥，临床上多用凉血消风散、天麻杜仲胶囊。

自己平时可以用白茅根 10 克、玄参 8 克、金银花 6 克，开水煮沸泡茶。病毒性感冒和扁桃体发炎时喝这个方子也很有效。

（2）脾胃湿热

如果平时饮食肥甘厚腻过多，头皮潮湿，数根头发彼此粘连在一起，舌质红，苔黄腻，脉滑数。临床上多用祛湿健发汤、茵陈五苓丸治疗。

自己平时也可以在家用炒白术 10 克、茯苓 10 克、薏苡仁 10 克，开水煮沸泡茶喝，祛湿健脾。

除以上两种，还有心火亢盛、肝郁化火、气血虚弱、肾虚、血瘀等分型，需在专业中医科门诊进行四诊合参，辨证论治。

针灸疗法

中医针灸也有很好的疗效，一般都是用头部穴位，如百会、四神聪、头维、上星、风池。根据不同的证型再配以下穴位：血热风燥，配阴陵泉、三阴交、太溪、涌泉；脾胃湿热，配中脘、脾俞、关元、气海；心火亢盛，配神门、少府、内关；肝郁化火，配行间、太冲、期门；气血虚弱，配太白、太渊、足三里；肾虚型，配太溪、肾俞；血瘀型，配太冲、三阴交、血海。

再来说饮食，以下食物是很多人的误区

（1）黑芝麻

一些记载中的确有提到黑芝麻可以养发，实际上作用很有限，因为芝麻中的一些微量元素可以起到一点生发辅助作用，并不是"吃啥补啥"因为它长得黑就能生发。

（2）何首乌

何首乌可以治疗脱发，但是肝毒性强，现在很多人自行用它来保健养生而导致肝功能损伤。

中草药和护肤品一样，讲的是配方，不是单个成分浓度越高越好。

（3）膳食补充剂

补充铁、锌、硒及维生素A、维生素D、维生素E都是可以促进头发生长的。但建议适量或均衡饮食，过度食用膳食纤维风险很高。而且现在脱发的年轻人营养都很均衡甚至过剩。

脱发人群可以多吃菠菜、核桃、葵花子油、红薯、鲑鱼、柑橘类水果。另外，还要高蛋白饮食，很多女性减肥不吃肉，也会引起很严重的脱发，可以多吃一点白煮鸡胸肉和白煮蛋的蛋白进行防治。

美白的捷径——
脱毛

很多求美者觉得自己面部皮肤较黑，其实除了肤色的问题外，还可能是因为汗毛旺盛，导致皮肤视觉上较黑。因此脱毛后，也会肉眼明显看到自身皮肤变白。

在目前的各种脱毛方法中，激光脱毛是一种比较理想的脱毛方法。

/激光脱毛的禁忌人群/

哪些人群不适合激光脱毛？

①疤痕体质和光过敏体质人群。

②皮肤颜色特别黑或者毛发为白色的人。

③6周内使用过蜜蜡、贴布等脱毛的人。

④经期和孕期女性。

⑤脱毛区有感染者。

⑥脱毛区有色素痣、色素斑、色素性疾病的人。

⑦2周内有户外暴晒史的人。

/ 脱毛原理及脱毛后的顾虑解答 /

（1）激光脱毛的原理及是否安全？

激光脱毛是通过强脉冲光，让生长期的毛囊吸收光源，升高温度，起到抑制毛发再生的作用。目前是美容院、美容医院皮肤科最常用的脱毛方式，一是有效，二是安全。

（2）脱毛后会影响排汗吗？

不会。一方面，排汗主要靠小汗腺，而小汗腺开口不在毛囊处。激光脱毛作用于毛囊，故并不会影响汗腺。另一方面，越黑越吸光，毛囊有黑色粗毛发才吸光，汗腺没有色素，属于激光免疫组织，所以不会影响排汗，也不会影响皮肤的新陈代谢。

（3）激光脱毛是永久的吗？

目前，激光或者强光治疗仪都具有永久脱毛功能，但具体需要根据个人的毛发生长周期判断，比如，医用脱毛治疗一般通过 6~12 次疗程后能达到理想的脱毛效果。家用脱毛仪一般能量较低，需要长期使用，延缓毛发生长，使毛发变细、变淡，直至没有。而且此过程是不可逆的，即使有极少数的毛发长出来，也是又细又软的白色绒毛，不可能再回到以前的粗黑毛发了。所以对于某些部位的毛发，一定要想清楚，设计好再脱，比如发际线。

（4）激光脱毛也能美白和嫩肤吗？

激光脱毛和光子嫩肤都是强脉冲光，只不过激光脱毛的强脉冲光波长在 800 nm，且脉宽长。它的靶目标是生长期的毛囊（生长期重点）。光子嫩肤的波长是 400~1200 nm，是可调节的短脉宽的强脉冲光，靶目标是水分子、黑色素、血红蛋白。因此，即使激光脱毛有美白和嫩肤的作用，也是比较弱的。

激光脱毛除了去正规的医院皮肤科以外，如果怕麻烦或者医院治疗后一段时间又有一些小绒毛需要处理，可以选择有正规资质的家用美容仪。坚持使用也能达到理想的效果，并且性价比更高。

腋下、脖子、关节各种黑，洗澡都洗不干净

大家夏天出门都会注意防晒问题，生怕把自己的脸晒黑了，可是不知道你们有没有关注过身体其他部位是不是有变黑的情况，比如，手肘处的黑、腋下的黑、脖子上的黑、屁屁上的黑等，这些部位的黑同样需要注意。

/ 身体各部位色素沉着的原因及解决方法 /

除了面部肤色黑的问题，身体各处也会有色素堆积的部位，严重影响美观。下面直接讲一下处理方法。

口周、唇周黑：一般是因为口周皮炎、湿疹、单纯疱疹导致的色素堆积。可以用熊果苷霜、烟酰胺凝胶，每天 2 次，连续 1 个月。美容医院内专业方法是用光子嫩肤、皮秒平扫模式，在口周重点加强。

手肘、膝盖关节黑：主要因为摩擦、角质堆积。可以先用维生素E乳涂抹，然后用保鲜膜封包过夜，持续 1 周。美容医院内一般通过"刷酸"来改善。

屁屁黑：主要因为久坐、挤压导致的臀部皮肤角质和黑色素堆积。可以用 20% 的壬二酸，每天 2 次，连续 1 个月。同时避免久坐、穿紧裤子、凳子上加软坐垫，减少皮肤组织的摩擦。

腋下黑、脖子黑：如果摸上去有点毛茸茸的，那是黑棘皮病。可以先去医院体检一下，排除重大疾病。如果没有重大疾病的属于假性黑棘皮病，和肥胖有一定的关系，最重要的是减肥。外用可以涂抹 0.1% 的维 A 酸乳膏，晚上用，白天不要用。觉得刺激的，可以和尿素霜 1∶1 混合，见效很慢，起码 2 个月。美容医院内的专业方法是用 70% 的甘醇酸，刷 7~10 分钟，甚至更长时间，这样来得比较快。

脚跟发黑：如果伴有皲裂，多是脚癣。用特比萘芬软膏保鲜膜封包过夜，连续 7 天以上。如果还伴有瘙痒，多是湿疹，先用艾洛松涂抹 3~5 天，早晚各 1 次。如果只有发黑，没有任何不适，用尿素霜涂抹后也是封包 1 周。

脸色黑：外因是油脂及黑色素堆积、胶原流失有关，分别对应使用酸类、美白类、抗衰类护肤品。内因是脾胃虚弱、气血两虚。可以用茯苓、人参、白术、黄芪、甘草进行内调。像美容医院内的光子嫩肤、皮秒、热玛吉等专业方式都可以改善。

身体各处黑的解决方法总结如表 3-1 所示。

表3-1 身体各处发黑的处理方式

	眉周黑	关节黑	屁屁黑	腋下黑、脖子黑	脚跟黑	脸黑
原因	口周皮炎、湿疹、单纯疱疹导致的色素堆积	摩擦、角质堆积	久坐、挤压导致的无菌性炎症	假性黑棘皮病	伴有皲裂，脚癣伴有瘙痒，是湿疹；无不适	油脂堆积；黑色素堆积；胶原流失；内因——脾胃虚弱、气血两虚
产品	熊果苷霜、烟酰胺凝胶	维生素E乳	壬二酸	0.1%维A酸（尿素霜）减肥	特比萘芬、艾洛松、尿素霜	护肤品：酸类、美白类、抗衰类；内调：茯苓、人参、白术、黄芪、甘草
用法	每天2次，连续1个月	封包过夜，持续1周	每天2次，持续1个月	晚上1次，持续2个月	封包1周，早晚各1次，连续3~5天	日常护肤使用
院内专业处理方法	光子嫩肤、皮秒	50~70%高浓度身体刷酸	调Q激光	70%高浓度甘醇酸	无特殊	光子嫩肤、皮秒、热玛吉

皮肤巨痒无比，
救救孩子吧！

到了夏天，你有没有这样的经历，手指和脚趾奇痒无比的时候，即使用力抓破皮依然无法缓解，这可怎么办呢？

/ 手指、脚趾瘙痒的原因及解决方法 /

脚趾缝隙痒、长水疱、脱皮主要是由脚癣引起的。

脚癣又称脚气、香港脚，是由红色毛癣菌和须毛癣菌等真菌感染导致的。

主要是因为我们穿鞋子闷，鞋子里温度升高，出汗潮湿排不出去，易于细菌繁殖，而脚上皮肤的皮脂腺少，很难分泌脂肪酸来杀菌，所以最终导致真菌大量繁殖，对皮肤造成侵害。

脚癣分为以下几种类型。

水疱型：表现为脚趾、脚侧都是串串水疱，如果你撕掉水疱壁，会发现里面是蜂窝状的，有密集恐惧症的人可看不下去。这种脚癣可以选择刺激性小的霜剂或水剂，如咪康唑、酮康唑等，每天涂抹2~3次。

间擦型：常见于3~4、4~5脚趾缝，会出现白色的皮，如果撕掉就会露出鲜红、嫩的皮肤，有一定的刺痛感。对于这种类型的脚癣，除了涂抹上述的药膏，有渗出液的时候，可以使用浸泡3%硼酸溶液的纱布夹在脚趾缝里湿敷，渗出减少后，可以用咪康唑粉，既可以促进干燥又可以杀菌止痒。

鳞屑角化型：表现为脚后跟皲裂、干燥。很多人会误解为是皮肤干燥，但其实是脚癣引起的。可以睡前涂抹特比萘芬乳膏，用保鲜膜封包过夜，第二天早上起来再揭掉，这样操作连续 7 天以上，不然很难完全消灭真菌。

以上脚癣的控制药物都要连续使用 7 天以上，不然很容易反复。除了上述的临床一线用药，如果你的脚癣反反复复，可以用足光散泡泡足浴，因为里面含有水杨酸，可以起到剥脱作用，泡完后你的脚会痒 30 分钟左右，泡 3 次效果就很明显了。

足癣如果控制不当的话，会合并细菌感染，如果经淋巴道转移，小腿则容易患丹毒，出现红、肿、热、痛，甚至发高烧，这个时候问题就大了。

说了怎么治，更重要的是怎么预防，主要是以下几个方面。

①减少穿闷热鞋子的时长。

②下雨鞋子进水或运动完后，有机会或有条件一定要换鞋，不要闷在里面。

③穿袜子。袜子可以帮助干燥，长脚癣期间可以穿五趾分开的袜子。

④远离有脚癣的人，如果你的另一半得了脚癣，睡前要记得穿好袜子，不要触碰他的"灾区"。

还有就是手指瘙痒，看到长了疱，但是又没法挤破，因为长得很深，其实是汗疱疹。

汗疱疹以前认为是皮肤汗出不畅，汗液潴留导致的。现在研究发现，它属于一种皮肤湿疹样的反应。夏季多发，和多汗、化学品接触、神经紧张、家族遗传的关系大。70%出现在手上，小部分出现在脚上的深部区，为多个密集水疱，疱可大可小。

针对这种汗疱疹，平时可以涂抹曲安奈德软膏，每天2~3次，连续3天，即可消退。巨痒难耐时可以使用炉甘石洗剂擦洗止痒。急性期大面积发作可以口服氯雷他定或糖皮质激素。

日常需要注意，保持手部皮肤干燥；不要剧烈搔抓，以防感染；情绪减压，不熬夜。

/ 其他瘙痒性皮肤问题 /

除了上述手脚的瘙痒皮肤病，到了春季，一些皮肤问题也会导致巨痒难耐。比如荨麻疹、过敏性皮炎、湿疹等，它们都是自身免疫性疾病。到了春夏季节，这些都容易发作。

针对这类皮肤问题，日常护理中要注意以下几个方面：

①饮食要避开鱼虾、辛辣刺激、牛羊肉、酒精等食物。

②衣物、被子要经常清洁，晒太阳。

③减少情绪紧张。

④减少搔抓，因为越抓炎症越严重，炎症越严重就会越痒，破了还会感染。

⑤平时可以涂抹一些维生素E乳、尿素霜进行保湿，增强皮肤屏障。

皮肤科的处理方式通常有以下几种：

①痒得厉害的时候用炉甘石洗剂擦洗。

②面积大时要配合口服氯雷他定。

③含有激素的外用药膏，短期用 2~3 天，比如醋酸地塞米松、丁酸氢化可的松。

④冰敷止痒。

灰指甲一定是灰色的吗？大部分人可能都得过

相信很多人都听过灰指甲，但未必对它的形态完全了解，就比如特别简单的一个问题：灰指甲都是灰色的吗？如果指甲变成其他的颜色就不是灰指甲吗？其实，灰指甲除了发灰，还可能出现黄色、白色，以及呈现增厚、斑驳、隆起等形态。总之，在你的 10 个手指和 10 个脚趾之中，会显得格外突兀。

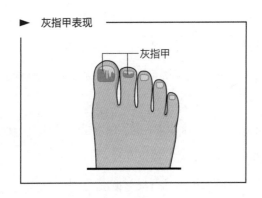

▶ 灰指甲表现

灰指甲

/ 灰指甲的成因 /

灰指甲又称为甲癣，由皮癣菌、酵母菌等真菌造成。皮癣菌的代谢产物会刺激指甲颜色变成灰黄色，质地也会发生改变。

其多由指甲受伤、脚癣、不合脚不透气的鞋子引起。

/ 灰指甲居家处理小妙法 /

处理方法分为以下三步。

①首先用白醋浸涂病甲15分钟，软化指甲，指甲周围皮肤组织不要泡，可以用软膏保护一下，减少腐蚀。

②用磨甲刀磨去灰色或被侵害的位置，原则以能够承受的疼痛且不出血为宜。这一步非常重要，第一，病甲含有大量的真菌，打磨本身就是一种除菌；第二，指甲磨薄后药膏才能渗透。

③磨薄了以后，使用阿莫罗芬涂剂或1%特比萘芬。脚癣和灰指甲所用的浓度是不一样的，去买的时候记得要和药房的药剂师说清楚。涂上去以后，用保鲜膜封包。

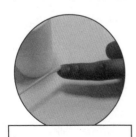
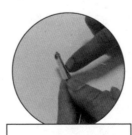
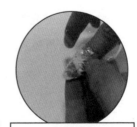

| 第一步，白醋软化病甲 | 第二步，锉刀磨去病甲 | 第三步，指甲涂抹药物并封包 |

以上方法，每周 1~2 次，手指甲要连续治疗 3~4 个月，脚指甲起码要连续治疗 1 年。

如果只有 1~3 个灰指甲，且灰指甲病变部分侵染整个指甲面小于 50%的，可以用以上方法自行在家处理恢复。

/ 临床处理方法 /

口服用药

若出现 4 个手指以上有灰指甲，就要配合口服伊曲康唑或特比萘芬了，要从整个身体循环来抑制真菌的繁殖。

拔甲

灰指甲侵染较为严重的，可能伴随皮肤癣菌瘤（黄斑条纹甲），会用到拔甲术或局部病甲清除术，但因创伤大，恢复慢，目前依然以口服药和外用药物为主。

激光杀菌

除了涂抹和内服，现在临床上还可以用 1064 nm 波长的激光来抑制甲癣。有点像超皮秒的"白瓷娃娃/美白"的能量和操作方法。因为真菌对该波长的光吸收大，而正常皮肤吸光小，所以它可以用来在不伤害指甲正常组织的前提下杀菌。

/灰指甲的预防/

灰指甲虽然能治好，但也容易反反复复。市面上也有很多非专业人士和机构进行夸大宣传和非科学治疗。因此，提醒大家注意以下3点。

①市面上的修脚、拔甲，的确可以辅助治疗灰指甲，但是如果你不抑制真菌，新长出来的指甲一样会感染，相当于白挨一刀。

②灰指甲容易和甲银屑病、甲分离症、甲横沟、甲扁平苔藓、脆甲症、白甲症、蓝甲症、指甲湿疹、嵌甲相混淆，所以建议大家去正规医院确诊后再进行相应的治疗。

③灰指甲和脚癣一样很容易反复，要做好长期斗争的思想准备。灰指甲的预防其实和脚癣是一样的：保持手脚干燥，减少穿太闷的鞋，不要被传染。脚癣可以引起灰指甲，灰指甲也可以引发脚癣，所以得了其中一种都必须得治！

/与灰指甲相区别的其他指甲问题/

除了灰指甲，其他相关的指甲常见问题，也给大家罗列一下，方便区分和处理（表3-2）。

表 3-2 常见指甲问题

	灰指甲	指甲白点	黄指甲	指甲黑线	凹陷	分裂
学名	甲真菌病	白甲症	胡萝卜素血症、甲真菌病	甲母痣	顶针凹陷或甲横沟	脆甲症
原因	皮癣真菌；鞋子不适；糖尿病	真菌感染、年龄、过度美甲	黄疸、肝脏问题；过多食用胡萝卜、柑橘、南瓜；真菌感染	甲母质上色素细胞活化	斑秃、银屑病伴随；人体系统性问题；甲根损伤	化学产品；营养缺失；药物原因
处理方法	软化；打磨；阿莫罗芬涂剂或10%特比萘芬封包；激光治疗	正常人出现则不需要治疗，真菌感染者行抗病菌治疗	根据不同的情况治疗	需要鉴别，部分可自行消退；中老年建议切除并活检	根据病因治疗；补充微量元素	减少洗涤剂的使用，戴好手套；补充维生素、半胱氨酸；使用指甲涂膜剂

拍照尴尬系列之人体的年轮——颈纹

做了发型，化了妆，和同学合照时以为面部完美无缺，呈现已冻龄的状态。可是仔细一看，自己的颈纹在镜头下，一圈一圈又一圈，年龄暴露，真是百密一疏啊！

这颈纹就像是自己的年轮，到底能不能去除呢？

/ 颈纹的分级 /

先做个自测，把下巴上抬30度，使下巴和颈部的连线呈直角，然后从正面拍一张照片。

▶ 颈纹分级自测指示图

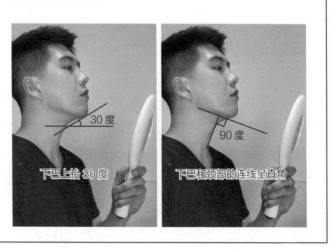

用你的照片和下图对比一下，看看自己的颈纹属于几级？

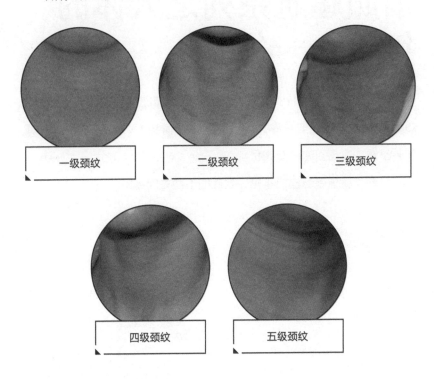

一级颈纹

二级颈纹

三级颈纹

四级颈纹

五级颈纹

/ 不同级别颈纹的处理方式 /

一级：恭喜你，发现得早，你的颈纹尚未固定形成，只要注意日常习惯即可。减少低头看手机；注意坐姿，将平时的凳子调低一点，头抬高工作；睡眠时枕头不宜太高，避免增加颈纹。

二级：属于轻度皮肤凹陷。除了上述的日常保养，平时可以在颈部涂抹一些含有乙酰基六肽的乳霜，以及含有促进胶原再生的玻色因、A醇成分的产品。外加注意防晒，日光中的紫外线也会加快颈纹的生成。

三级：已经有了较深的颈纹，即使不低头，也能显现明显的静态纹路，这时候你要多注意了。此时除了上述的日常护理，还需要搭配一些射频的家用美容仪。但要记得避开中间甲状腺的位置，能量要调低，颈部皮肤的厚度只有面部的1/3~1/2。在颈纹凹陷位置来回往复使用。也可以使用专业的方法，热玛吉、热拉提、Fotona4D、5D胶原光等都可以，但一样需要避开甲状腺。

四级：颈纹部位真皮胶原纤维断裂得比较明显，还需要搭配一些专业的中胚层美塑方法，比如含透明质酸钠的产品，一般每月1次，共3次，能够刺激凹陷的真皮向上再生。但是，一旦平了就要停止，切莫过度使用，否则可能会造成白色的肉芽组织增生。

五级：先天性的颈纹也大多是这个形状，颈纹的位置深度凹陷，而没有颈纹的地方，皮肤和脂肪组织甚至还相对饱满。它就需要使用联合方法来改善了。颈纹间使用肉毒毒素放松肌肉，同时配合中胚层美塑，像PLLA的材料可以持续性刺激胶原再生，所需时间相对会更长一些。

除非是先天性的，其他的颈部皱纹相对来说还是比较容易改善的，而且效果相对也比较持久。大家也不用过度焦虑，找到正规的机构和医生，用合理的方案去改善就行。

如何摆脱产后的
印记——妊娠纹？

为了让宝妈们能摆脱产后的妊娠纹印记，我总结了目前临床上公认的有效解决方法，还特地辟谣了那些网传的无效方法，下面就来和大家分享一下。

/ 网传的无效方法 /

第一，经研究和临床发现，在妊娠纹位置涂抹杏仁油、可可脂、橄榄油或维生素E，加上手法按摩，对于消除、改善妊娠纹并没有用。

第二，将皮肤晒黑并不能隐藏纹路，只会将皱纹周围的皮肤变黑，反而使得纹路更加明显。

妊娠纹、膨胀纹、生长纹都是真皮层胶原纤维的断裂变形导致的。可以简单地概括为3个问题：皮肤松、皱纹凹、颜色白。前两个都是可以被完美解决的，只有发白这一点，只能改善到接近正常肤色，并不能完全一样。

/ 正确的处理和预防 /

下面分析一下美国皮肤科协会公开的临床上公认的有效解决妊娠纹的方式，记得保存好，别又被商家忽悠了。

松：涂抹含有视黄醇、维A酸类产品；使用射频类仪器。

凹：点阵激光；微针等中胚层疗法。

白：刚开始发红和发紫期间可以使用595染料激光；强脉冲光。色白后，可以使用"刷酸"、微晶换肤。

以上方法都要在过了哺乳期后，在正规的皮肤科进行治疗。

那该如何预防妊娠纹呢？

在怀孕3~4个月之后，涂抹保湿乳液并配合一些按摩。一是为了让乳液浸润到凹陷的位置；二是可以放松紧绷的皮肤，让皮肤更加有弹性。乳液成分上可以选择胶原蛋白、透明质酸、积雪草类。

以上的这些方法，在一定程度上可以减轻妊娠纹，但不可能完全避免。

鸡眼、跖疣、脚茧的简单、快速去除方法

平时走路比较多的求美者，脚上多多少少都会有一些疙瘩，但是有些常年不掉，触碰起来又不像是老茧，这些到底是什么呢？又该怎么处理呢？

/如何分辨脚部的这些常见问题/

鸡眼、跖疣、脚茧都是圆盘状皮肤增厚的表现。

鸡眼是脚部摩擦大导致的，呈黄色，软鸡眼表面呈白色，硬鸡眼会有压痛。

跖疣是脚底部的黑点，走路疼痛，影响工作和生活。这是由人类乳头状病毒（HPV）引起的，或因为足部皮肤摩擦过大而产生。

脚茧由脚部皮肤摩擦过大引起，大而黄，小面积的一般没有疼痛，若是较厚，会有压迫疼痛。

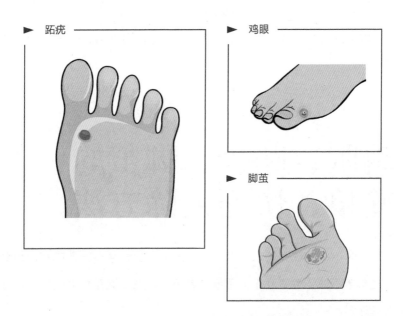

► 跖疣

► 鸡眼

► 脚茧

/脚部问题的快速去除方法/

鸡眼：用水杨酸苯酚贴，也就是常说的鸡眼膏。把周围正常组织保护起来，然后将贴膏对准鸡眼位置贴上。贴 24 小时，再揭开，轻轻地去掉发白的组织，垂直按压一下鸡眼位置，如果不疼，说明已经去除干净；若是还疼，就再重复贴。鸡眼去干净后，可以用红霉素软膏覆盖，预防细菌感染。

跖疣：建议去正规皮肤科，采用冷冻、激光、电离子的方法处理。患者日常的袜子要和家人的分开洗，鞋子用酒精消毒，避免传染给家人。

脚茧：用 15% 尿素霜厚涂，睡前用保鲜膜包裹。第二天起床后，揭开保鲜膜，然后尝试用钝器轻轻刮掉一点老茧，每次都刮掉一部分，连续 2~3 次，直至彻底清除。

白发能否变黑

"我是少白头，走在路上经常会遇到别人好奇的目光，除了染发还有其他改变的办法吗？""我最近一段时间压力比较大，感觉身体大不如前，就连头发都没有以前黑了，是心理作用还是身体真的受到了影响？""我才三十几岁，就开始陆续出现白发，还挺明显的，这正常吗？怎么改善呢？"上述这些问题，有发生在你的身上吗？如果有，那么下面这节你就要仔细阅读了。

/白发还能黑回来吗？/

并非所有的白发都可以黑回来，甚至大部分白发的情况都没办法逆转。下面来仔细讲一下各种情况。

第一种，营养缺失的。比如减肥、营养不良导致的白发，可以通过补充微量元素、均衡饮食来恢复。

第二种，老年白发。因为毛发中的一些色素细胞凋零，是不可逆转的。

第三种，遗传白发。先天基因问题，也没有办法让头发变黑，建议去染发。

第四种，精神压力大出现的白发。如果平衡饮食，调整生活作息，可能会有一定的改善，但要都黑回来可能性不大。

第五种，其他问题继发的。比如白癜风导致的局部头发变白，如果把白癜风控制住了，那头发可能会暂时性地扳回一局。

白发虽然不可逆，但还是可以预防，让新的白发少长出来。

多吃铜、铁、锌、维生素B等微量元素含量高的食物，如豆类食品、花生仁、小米、莴笋、包心菜、四季豆、胡萝卜、核桃等；多吃蛋白质含量高的食物，如鸡蛋、鱼肉、牛肉；多吃光敏类食物，如芹菜、香菜、菠菜、柠檬、杧果、胡萝卜。但是要注意的是，它们可能也会导致你的皮肤更容易晒黑。

/引起白发的原因/

除了先天和衰老的原因，紧张、焦虑、烦躁、失眠也会导致长白发。预防白发，生活还是要规律，不要不科学地减肥。

如果你营养状况良好，头发还是白，就不要再去吃保健品和号称乌发的产品了，那些只能给你心理安慰。

中医对于白发产生的不同位置，也有不同的说法。

▶ 前额白发

前额是阳明胃经经过的地方，此处长白发一般认为是脾胃虚弱导致。

▶ 两鬓白发

两鬓是足少阳胆经经过的地方，肝胆相表里，因此此处长白发考虑是肝火旺盛。

▶ 后脑勺白发

是督脉和膀胱经循行位置，膀胱与肾相表里，此处长白发一般认为是肾气不足，先天白发也是这个位置偏多。

长白发具体原因还是要根据自身的症状及望闻问切去进行辨证施治。

小酒窝伊森的美肤小课堂

辟谣伪科学

①黑芝麻、黑豆能乌发？

黑芝麻、黑豆以形补形的理论不成立，但是芝麻、黑豆里的微量元素对于营养缺乏的黑发是有改善作用的。

②拔掉1根白发会多长出来10根？

头皮里1个毛囊一般有1~3根头发，拔掉1根也不会让你长更多，反而会损坏毛囊，好比蜜蜡脱毛。如果拔1根能长10根，那脱发的人就有救了。

/染发的正确"姿势"/

既然有些情况的白发无法黑回来，那染发就是一个解决方法。染发能让你看起来精神、时尚。但不正确的染发方式和染发产品会刺激你的皮肤，严重危害你的健康，大大增加患血液病、肿瘤的风险。简单地教大家一下如何规避风险。

不要选择以下染发产品

（1）纯天然植物染发产品

宣传是"纯天然植物"的产品，一种是只添加了少量植物成分，起不到安全替代作用，只是营销的噱头。另一种则是使用了海娜粉，海娜粉是植物指甲花提取物，大量使用会引起头晕、短暂失忆，还可能导致孕妇流产，已经被卫生部明令禁止。

（2）含有对皮肤刺激性大成分的产品

苯二胺：对皮肤和呼吸道可以严重致敏。

硝酸银、硫化钠、铜、铁、铅：不要短期内反复用，对血液、神经影响大。

以下都是染发剂中有害的刺激性成分：过氧化氢、氨、乙内酰脲、对羟基苯甲酸酯、醋酸铅、间苯二酚。

正确的染发步骤

①染发前先做好敏感性测试。在手腕内侧做皮试的地方涂一块直径 0.5 cm 左右的染发剂。20 分钟后，如果皮肤泛红或者皮肤有像风团

样高起，或有灼烧感，说明你对它过敏，不能使用。

②染发前 1~2 天，不要洗头，头皮油脂可以防止和减少染发剂往头皮里渗透。前后发际线、耳朵涂抹凡士林，以保护皮肤。若皮肤沾到染发剂要及时去除。

③染发完，至少清洗 3 次，不要有染发剂的残留。

④烫发等头皮加热的操作会增加染发剂的渗透率，建议染烫分开。不同的染发产品混合可能会产生化学反应，不要叠加。

以下人群不宜染发

①头皮有损伤，如有头皮抓伤、脂溢性皮炎、毛囊炎。

②有哮喘、荨麻疹等过敏性皮肤问题的人群。

③正在备孕、怀孕、哺乳。

特别需要注意的是，无论多好的染发剂，对人体健康都是有或多或少的损害。建议每次染发间隔不低于 3 个月。

参考文献

[1] 周城，张建中. 中国雄激素性秃发诊疗指南BASP分型法解读[J]. 皮肤病与性病，2016, 38(5): 325-327.

[2] 张瑀，尚艳杰，蔡玉颖，等. 针灸治疗脱发的研究进展[J]. 黑龙江中医药，2008(2): 63-65.

PART

4

皮肤的内调——中西医结合

上班族都有的
内调问题

　　皮肤好不好，气色棒不棒，单单从护肤品及美容项目着手是不够的，最主要还需要由内而外地进行改善，也就是所谓的内调，每天忙忙碌碌、工作压力比较大的上班族尤其需要注意。

　　先自查一下你有无以下几个表现。

　　①乏力疲惫，白天也犯困。

　　②动几下就气喘心悸、健忘。

　　③面色暗沉、口唇发紫、皮肤松弛下垮。

　　④经常头晕，眼前发蒙发黑。

　　⑤走几步楼梯就气喘吁吁。

　　⑥脉象弱、低沉，难寻找。

　　如果以上几点表现你占了 2 个以上，那这么多年真的是辛苦你了，你属于气血不足。接下来看完本章，帮你解决妨碍你的美丽、家庭生活幸福和事业蒸蒸日上的气血不足问题。

　　在皮肤科，气血不足最典型的表现就是皮肤老化，面部皮肤松垮、法令纹、泪沟、眼角纹明显加重。临床上主要用八珍汤或十全大补汤进行内调。

　　那平时自己怎么内调呢？先给大家一个养生小方：人参 3 克，黄芪 3 克，当归 3 克，用 250 毫升开水冲泡，每天 1 杯。如果体质偏热、容易上火，可以把人参换成西洋参 3 克、当归换成大枣 6 克，大枣要切片，一样用开水冲泡。

如果有人觉得冲泡麻烦，那还有更简便的方法，可以平时用拇指按压以下穴位。

足三里

位置：位于小腿前外侧，犊鼻穴下 3 寸，距胫骨前嵴一横指处。

功能：具有调理脾胃、补中益气、扶正补气血的作用。

每侧各按压 3 分钟，也可以用艾灸盒艾灸。

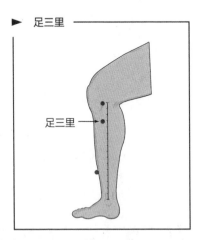

► 足三里

足三里

合谷

位置：在虎口肌肉厚实处，用大拇指和食指指腹掐压，有明显酸胀感，甚至辐射到整个小臂。

功能：疏肝理气，活血化瘀。

同样每侧各按压 3 分钟。

除了上述两个经典的补气血穴位，像三阴交、印堂、阳白，也可以按压，又补气生血又美容。

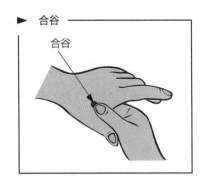

► 合谷

合谷

另外，平时可以在饮食中加入以下这些补气生血的食物。

气血两虚表现为，体质偏寒、怕冷、容易拉肚子，可以多吃猪肝、当归、桂圆、甘草、枸杞子等补气温阳的食材。

气血两虚，但体质偏热、虚不受补，动不动长痘、上火的，可以多吃丹参、莲藕、蟹肉、菠菜、赤豆，既能补血也能凉血。

气血两虚，伴有湿气重，可以多吃牛肉、羊肉、茯苓、山药、白术、玉米，能健脾益气祛湿。

除了上述补气血的方法，在日常生活中，我们也要减少耗气伤血的行为。

肝藏血，生气、久视伤肝；肾主纳气，经常熬夜伤肾；脾胃生气血，减肥、胃口长期不好会气血两亏；过度忧伤会伤肺，讲话太多也会损耗肺气。

好了，以上的补气生血的日常方法和禁忌，你都学会了吗？

花草茶内调养生

"人到中年不得已，保温杯里泡枸杞"，这句话似乎特别流行，看似调侃戏谑的一句话，其实道出了很多中年人的无奈与辛酸，才四十几岁，怎么就感觉气力不足，哪儿哪儿都不舒服呢？那么，让我们来看看，如何让枸杞子这类养生食材发挥其最大的内调作用，让中年人不再辛酸。

/ 枸杞子——朋克养生养颜 /

很多人都喜欢用枸杞子泡茶，那枸杞子到底有什么作用呢？它的作用原理是什么呢？

临床上，枸杞子可以用来改善腰膝酸软，内热消渴、头晕健忘等肝肾阴虚证，这个大家多少都有所了解。另外，枸杞子和黄连配伍能降低胰岛素水平，改善胰岛素抵抗相关蛋白的情况，纯化的枸杞子成分还能作为糖尿病的佐剂。注意了，之前说的抗糖，枸杞子这种才是真正能降"糖"的抗糖食品。

与此同时，枸杞子的活性成分所对应的有效靶基受体大部分和孕酮受体、多巴胺有关，这就比较科学、严谨地解释了为什么它有促进生育、抗氧化、抗衰老、调节免疫的作用。

下面解释一下枸杞子的明目效用。枸杞子中 β-胡萝卜素含量在 7 毫克/100 克，能够提供视杆细胞营养，提高暗视力。其他活性物质可以帮助眼睛和角膜抗氧化，抗青光眼，这就是明目的根据。此外，大量的研究证明，枸杞子可以抵抗癌症、动脉硬化，预防慢性疾病，如高胆固醇、糖尿病、肝炎、视网膜病变、糖尿病引发的慢性肾功能不全、皮疹、失眠、肾病综合征、流感等。

很多人会有疑问，说得这么好，吃进去能有作用吗？针对这一问题，有关研究者还将枸杞子的多种活性成分的口服生物利用率（OB）、类药物作用做了统计，大多活性成分都在 40% 以上（见表 4–1）。

有实证、有理论依据，远比那些纯粹卖概念的保健品强多了。而且枸杞子还便宜，几十元买 500 克的枸杞子，可以喝 1 个月。

表4-1　枸杞子活性成分详细信息

分子序号	分子ID	分子名称	OB/%	DL
1	MOL001223	谷甾醇α1	43.28	0.78
2	MOL003578	环戊醇	38.69	0.78
3	MOL001494	甘露醇	42.00	0.19
4	MOL001949	亚麻酸乙酯	46.10	0.20
5	MOL001979	羊毛甾醇	42.12	0.75
6	MOL000449	豆甾醇	43.83	0.76
7	MOL000358	β-谷甾醇	36.91	0.75
8	MOL005406	阿托品	45.97	0.19
9	MOL005438	樟脑酯	37.58	0.71
10	MOL006209	花色素苷	47.42	0.76
11	MOL007449	24-甲基异戊酚	44.19	0.75
12	MOL008173	蝙蝠葛甾醇	36.91	0.75
13	MOL008400	甘氨酸	50.48	0.24
14	MOL010234	δ-胡萝卜素	31.80	0.55
15	MOL000953	胆固醇	37.87	0.68
16	MOL009604	14b-孕烷	34.78	0.34
17	MOL009612	（24R）-4α-甲基-24-乙基胆甾-7,25-二烯-3β-基乙酸酯	46.36	0.84
18	MOL009615	24-亚甲基环沙坦-3β,21-二醇	37.32	0.80
19	MOL009617	24-乙基胆甾-22-烯醇	37.09	0.75

资料来源：郭艳丽，刘维丽，吴丽红，鞠爱霞，孙爽，李秋红，《基于网络药理学分析枸杞子的作用机制》。

现在再说一下喝法，上火的可以用 20 颗枸杞子+5 朵菊花泡茶，湿气重的可以用 20 颗枸杞子+3 克茯苓泡茶，气虚乏力的用 20 颗枸杞子+4 克黄芪泡茶。都是用 300 毫升开水冲泡 20 分钟再喝，每天 1~2 杯即可。不要多喝，多喝没有帮助，适量即可。

综上所述，枸杞子有补肝肾、明目、抗氧化美容的作用，可以改善熬夜而导致的一系列身体问题，因此也被称为现代人的养生好物。枸杞子虽好，但为了你的健康，请不要像网上说的那样做：熬最深的夜，泡最贵的枸杞子。

/山药——口服的水光/

山药中含有蛋白质、氨基酸、多糖、尿囊素、皂苷等大量可以对皮肤直接提供营养的物质，所以堪称"口服的水光"。在中医皮肤科里，山药能滋阴润燥，滋养皮肤、毛发，对于黄褐斑、湿疹等都有很好的作用。

山药怎么选？怎么吃？有哪些注意事项？如何内调外养吃出健康好皮肤呢？

首先教大家如何辨别山药的好坏，第一步先帮大家在选择时避坑。

河南焦作产的山药，也就是怀山药，是最好的（注意是"怀"，不是"淮"）。

怀山药中的上品是铁棍山药，口感软糯，药用价值高。普通的山药也就是菜山药，口感脆，主要作为食材。

外观弯弯曲曲、整体比较细、有铁锈色的是铁棍山药。外观又粗又直、外皮比较干净、白的是菜山药。

► 铁棍山药
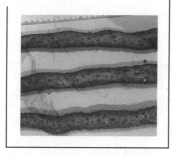
► 菜山药
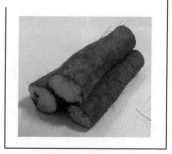

制作工艺很重要，正常加工的山药片应该是纹理深、凹凸不平整的，是由晒干或烘干锁水导致的。如果表面很平整且发白的，就不要用，这种是硫黄熏过的山药，摄入过多硫化物对身体不好。

帮大家整理几个山药的食饮方子，平时可以根据不同状况饮用。

► 补肺益气

体质虚弱，抽烟多，易感冒，咳嗽：山药10克浸泡30分钟后，再用大火煮沸。煮沸后水上的泡沫不要去掉，直接把汤倒出来喝。每天1杯连续2周。

► 益气养颜

肤色晦暗，粗糙枯槁，脾胃虚弱：山药6克+大枣6克+党参3克（都切片），开水冲泡，每天2杯，连续1个月。

► 祛湿健脾

湿气重，没胃口，便稀：山药5克+薏苡仁5克+茯苓4克（先煎），开水冲泡，每天2杯，连续1个月。

► 补肾固精

腰膝酸软，熬夜，黑眼圈：山药5克 + 桂圆4克 + 枸杞子3克，开水冲泡，每天 2 杯，连续 1 周。

再和大家说一下食用山药的禁忌。

①有消化性溃疡和肝硬化的，应选用蒸煮的方法，不要爆炒和醋熘。

②有胃酸问题的人，不要把小苏打片和山药一起吃。

③不要将山药与海鲜、生冷食物、猪肝一起服用。

总体来说，山药因为性平，不像人参、枸杞子，吃多了上火，所以是一个很安全、有效、可以长期食用的食补好物。清理山药的时候，山药皮中的皂角素和皂苷可能会让你皮肤瘙痒、起疹子。可以用温水＋弱碱性肥皂清洗，让致痒物质分解。如果还痒的话可以用炉甘石洗剂擦洗。

/ 黄芪——抗衰老的上品 /

黄芪含有黄酮类化合物 0.0074 毫克/克，40 多种皂苷，以及多糖等有效成分。现代药理研究已经充分证明，它具有补气升阳、益卫固表、利水消肿、托疮生肌、增强免疫力、保护心血管和抗肿瘤等数十种作用。也有大家感兴趣的抗糖作用。临床实验证明，它可以下调空腹血糖，升高胰岛素的敏感度，临床上也经常用黄芪注射液来预防糖尿病的并发症。

关于延缓衰老的功能，它有降低丙二醛（MDA），升高超氧化物歧化酶（SOD）和羟脯氨酸（HYP）水平的功效。

羟脯氨酸之前提到过很多次了，是胶原蛋白三螺旋结构的最基本成分，护肤品里此成分可用来增加抗氧化力。所以黄芪可以防治皮肤衰老。

平时可以这么搭配着喝

黄芪和枸杞子搭配：可以养颜抗衰，适合有抗衰需求但是免疫力低下的人。

黄芪和当归搭配：有益气养血的功效，适用于一些贫血、乏力、月经量很少的人群。

黄芪和麦冬搭配：有益气养阴、生津的功效。适合动不动就出汗、口渴、咳嗽不止的人。

黄芪这么好，是不是安全呢？新版的国家药食同源（2020）里，黄芪是卫健委等部门批准的 9 种药食同源的中药材之一，所以大家可以放心地去喝黄芪茶。正常喝就行了，不要过量，多喝没用。国外进口的保健品不代表就有多好，我国自古以来就有天然而且物美价廉的健康宝藏。

虽然黄芪有补气升阳、益卫固表、利水消肿、托疮生肌的作用，但也并不是所有人都适合喝。以下 3 类人群就不适合喝。

（1）表实证

黄芪对风寒风热、湿热寒湿都没有直接作用，反而会加重实证反应，特别是感冒发烧。

（2）阳亢证

比如高血压患者、内有积滞者，或者精神特别好的正常人，过量服用可能会引起失眠、胸闷、头晕等。

（3）孕妇

建议孕妇不要喝。

/薏苡仁——皮肤祛湿剂/

薏苡仁，俗称薏米，味甘、淡，性凉，有利水渗湿、健脾止泻、排脓、解毒散结的作用。在皮肤科，薏米对于湿邪蕴积导致的湿疹、痘痘有很好的防治作用，它在中药方子里出镜率首一首二。很多人会有疑问了，为什么在家经常吃却没感觉到有用？因为大部分人都买错了，或做错了。

在我们的生活中，经常会遇到"假"薏米（草珠子）。大部分人是看不出来的，我教大家分辨一下（表4-2）。

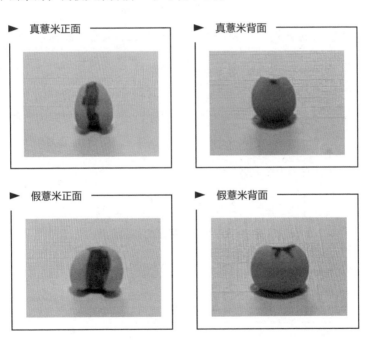

▶ 真薏米正面　　　▶ 真薏米背面

▶ 假薏米正面　　　▶ 假薏米背面

表 4-2 真假薏米的鉴别要点

	真薏米	假薏米（草珠子）
形状	小，中间横沟窄 长大于宽	大，中间横沟宽 宽大于长
口感	甜，黏牙	无甜味，硬
颜色	白发青	白发黄

从形状上看，真薏米个头小，中间横沟窄，以横沟为长，整体上长大于宽；假薏米个头大，横沟宽，形状上宽大于长。如果你买了一袋薏米大大小小很均匀，就说明里面的薏米真假参半。

真薏米吃起来黏牙，有点甜。假的吃起来就偏硬。

从外观颜色上看，可以用人的眼白类比。真薏米就像是肝好的健康人的眼白，不仅白，还白中带有青色。假薏米就像是黄疸患者的眼白一样，白中带黄。

假的薏米会吃坏身体吗？不会。商家一般都是拿便宜的假薏米来冒充，营养价值和药用价值都比薏米差 2 个档次，但能管饱。

另外，薏米怎么吃才能祛湿呢？

首先要分辨你是湿热还是寒湿（表 4–3）。

表 4-3 湿热、寒湿的鉴别要点

	湿热	寒湿
精神	烦躁	乏力
典型表现	怕热，口苦，尿黄而短	怕冷，小便清长，便稀
舌苔	厚、黄腻	厚、白腻
脉象	洪数	沉迟

生薏米偏寒，适合湿热、腹胀的人。生薏米直接吃或者泡水，营养成分很难发挥作用。建议用薏米粉配合4克荷叶，开水冲泡饮用，可以清热化湿，润肠通便。

寒湿、脾胃虚弱的人不适合吃生薏米，薏米性寒，建议煮熟后服用，或者用炒薏米（性平）。但是薏米直接炒也难熟，可以先用热水泡3小时再煮，配合茯苓、山药，外加小米煮粥，益气健脾化湿。

人气比较旺的红豆薏米水，除了薏米，红豆的选择也有讲究，这里说的"红豆"其实指的是"赤小豆"。红豆常被误以为是"赤小豆"，红豆软糯好吃，但不祛湿。而赤小豆的颗粒小，呈长圆形、稍扁，质地硬，能祛湿。

根据薏米的特性，以下是不适合长期吃薏米的人群。

①脾胃虚寒的人群。

②怀孕和正值经期的女性。

③宫寒和不孕的女性。

④阳虚体质的人群。

好了，现在大家知道该怎么选、怎么吃薏米才能真正地祛湿了吧。薏米不仅可以内服，提取物还可以用在护肤品中。因为它含有维生素、多酚、黄酮类成分，可以起到抗氧化、抗炎舒敏、淡化细纹的作用。因此，薏米也是我们中国草本中非常实用的内调外养的瑰宝。

/甜杏仁——天然的美白丸/

想要美白、祛斑、提亮，但是美白丸太贵，那可以吃什么呢？户外晒黑，熬夜肤色暗沉，熟龄肌萎黄，怎么办？

有一种便宜有用的内调美白好物——甜杏仁。

甜杏仁的活性成分杏仁多肽，对于皮肤有降低酪氨酸酶活性、减少抗氧化红细胞膜黏性的作用，从而起到美白、抗氧化的效果。

在内调中，中医认为肺主皮毛，甜杏仁有宣肺润肺的功效，所以甜杏仁有润燥美肤的作用。

在清代吴瑭的《温病条辨》中，以甜杏仁为最大比重君药的三仁汤，对于痤疮、接触性皮炎、掌趾脓疱等湿重热轻的辨证分型，在临床上有多年出色的疗效。

教大家两个自己在家正确服用甜杏仁的方子。

美白养颜（甜杏仁糊）

主治：肤色晦暗、萎黄没有光泽。

方法：甜杏仁（或甜杏仁粉）40克、大米15克、冰糖20克、水500毫升混合在一起，打成糊（不喜欢甜杏仁渣的，可以过滤一遍），再煮熟（此时加入冰糖）后饮用。

每天一碗，可以帮助你美白养颜。

清热祛湿（三仁汤）

主治：皮肤湿热导致的痘痘、湿疹，伴有午后潮热、心烦、神疲乏力。

方法：甜杏仁6克（或甜杏仁粉）、薏苡仁5克、豆蔻4克，水泡开30分钟（甜杏仁粉不用泡开），再放400毫升开水冲泡。

频率：每天2杯，连续2周，可以帮助你清热祛湿，皮肤止痒。

在挑选杏仁的时候，也存在一定禁忌。杏仁分为南杏仁和北杏仁，也叫甜杏仁和苦杏仁。苦杏仁药用价值高，但苦杏仁苷和苦杏仁苷酶有毒性，会在体内生成氢氰酸和苯甲醛，一次性摄入超过 20 克苦杏仁就会危及生命。因此，做杏仁露和杏仁糊要用甜杏仁，不要搞错。如果要食用苦杏仁，每天的剂量不要超过 9 克。

那么，如何分辨甜杏仁和苦杏仁呢？请参照下图和表 4–4。

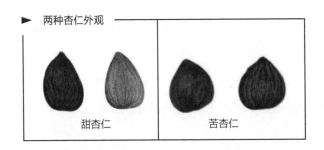

▶ 两种杏仁外观

甜杏仁　　　　　苦杏仁

表 4–4　甜杏仁与苦杏仁区分

	甜杏仁（南杏仁）	苦杏仁（北杏仁）
外形	大，褐色	小，赤色
口感	偏甜	偏苦

除了口感上甜和苦的区别，苦杏仁比甜杏仁的体积要小，皮的颜色偏红色。

另外，对杏仁过敏的人不能吃；杏仁微热，容易口舌长疱，上火的人更应少吃。

市面上的美白丸昂贵且效果成谜，不良反应未知；而我们的甜杏仁既是天然食材，又得到了药理学的临床认证，也有一些比较明确的禁忌，便宜又美味，简直是天然的美白佳品。

/茯苓——抗糖茶饮/

茯苓能够利水渗湿、健脾、宁心。在中医皮肤科，茯苓丸对浮肿、痤疮、湿疹等有很好的作用。现代药理学发现，茯苓多糖可以降低血糖浓度，对于糖尿病患者的康复有明显的辅助作用。

那么，茯苓要怎么选、怎么吃、怎么搭配才更能美容养颜呢？

茯苓成色越白越好，但你要闻一下有没有硫黄味，被硫黄熏过的不要用。

另外，茯苓有很多假货。2021年初，1天成交10万笔的网红茯苓块就被爆出是淀粉和面粉糊做成的假货。我教大家一个能够一招分辨的最简单的方法。

步骤1：取消毒用的碘伏。

▶ 碘伏

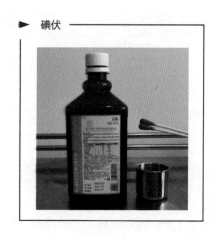

步骤 2：滴在茯苓上。

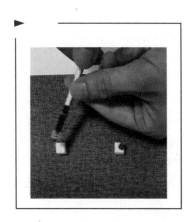

步骤 3：看反应辨别。真茯苓是菌丝，没反应；假茯苓是淀粉，淀粉遇到碘伏就会发紫。

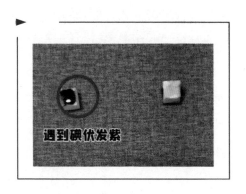

找到真的茯苓后，再教大家如何自己在家制作抗糖祛湿安眠茶。

▶ 降糖美容

饮食肥甘厚腻，皮肤暗淡无光泽。

茯苓 5 克、黄芪 5 克，开水冲泡 10 分钟，每天 2 杯。

黄芪能补气升肌收敛伤口，具有促进皮肤愈合的功效。现代研究发现，在多种降糖通路上，黄芪的作用排名都数一数二。

因此，黄芪+茯苓是一对 1+1 ＞ 2 的抗糖组合。

▶ **祛湿健脾**

夏季暑湿，胃口差，腹泻。

茯苓 5 克、薏苡仁 5 克、陈皮 4 克，开水冲泡 20 分钟，每天 2 杯。

▶ **安神助眠**

心悸，心烦，失眠。

茯苓 7 克捣碎，开水冲泡，味道不习惯可以加蜂蜜 200 毫升，睡前 1 小时喝。

接下来说一下禁忌

茯苓能利水通尿，但过多排尿反而会损伤肾气，故不要和利尿药（氢氯噻嗪、呋塞米、氨苯蝶啶、螺内酯）同用；只有阴虚但没有湿热的人群不适宜，其他情况下没有禁忌，而且基本任何年龄段的人群都可以使用。

另外，土茯苓和茯苓是两样东西，可不要混为一谈。

茯苓的泡法

①先用水煎煮，再加入其他花草茶一起热水浸泡，适合日常养生调理。

②破壁机研磨成粉，可以加大茯苓营养成分在水中的溶解度，再加入牛奶或豆浆中，一起服用。

但糖尿病患者不适合大剂量服用茯苓粉。

/杭白菊、滁菊、贡菊、野菊花——四种菊花大不同/

平时最常喝的菊花茶，你真的知道怎么分辨吗？喝菊花养颜，你真的泡对了吗？

我们常用的菊花有4种：杭白菊、滁菊、贡菊、野菊花。

想要美容养颜，应该选杭白菊。研究发现，它清除超氧阴离子和自由基的能力最强，可以和玫瑰花一起泡茶，能养颜抗氧化。但是它的药用价值低，一般只适合泡茶饮。

滁菊对于风热感冒、嗓子干哑、头疼、头昏有效果，还可以和金银花一起泡，以疏散风热。现代研究也发现，滁菊有预防感冒、抗流感病毒、抗肿瘤等作用，所以也被称为"感冒菊"。

贡菊因在古代被作为贡品献给皇帝，故名"贡菊"。贡菊的养肝明目作用突出，加上枸杞子，最适合现代熬夜看剧、用电脑的朋克养生族，因其能滋补肝肾明目降火。贡菊的萜类化合物及其含氧衍生物含量高，药用价值大。

野菊花清热消炎效果最强，口腔溃疡、口舌长疮、上火长痘可以泡野菊花代茶饮。它也能泻火平肝，对降血压等作用明显。但是野菊花味道苦，偏寒重，每次用4~6朵泡茶就行了，不建议长期喝，以免损伤阳气。

另外，菊花茶虽好，但也有注意事项。

①菊花茶有一种绿原酸，泡久了茶水会发绿发蓝，此时就不要喝了，重新泡。

②脾胃虚寒，喝茶后出现腹泻、腹痛的人不适宜喝。

③女性月经期间要少喝，避免影响经期。

中医内调养颜小技巧

《黄帝内经》的"脏象学说"中关于美颜的问题就提到要"养于内、美于外"，意思是说，如果脏腑功能失调，气血不顺、精气不足、阴阳失调，肤色就容易暗沉，易产生色素斑及皮肤浮肿、松弛。所以，这一节就跟我一起来看看，中医是如何内调养颜的吧。

/ 中医里情绪与皮肤的关系 /

其实现代心理学讲的情绪管理，我们中医里早就有辨证施治的方法了。中医里把自然和人体用五行联系在一起，下面给大家看一下经典的五行表（表4–5）。

表4–5　中医五行对应表

五行	脏	腑	志	体	华	五官	味	气	季节
木	肝	胆	怒	筋	爪	目	酸	风	春
火	心	小肠	喜	脉	面	舌	苦	暑	夏
土	脾	胃	思	肉	唇	口	甘	湿	长夏
金	肺	大肠	悲	皮	毛	鼻	辛	燥	秋
水	肾	膀胱	恐	骨	发	耳	咸	寒	冬

我们对应着表4–5说一下。

①怒伤肝——肝主疏泄，藏血，开窍于目，在体合筋，其华在爪，在志为怒，在液为泪，肝与胆相表里。

东风起，春季万物复苏、树木生长，对应的肝胆也在春季，所以说春季要养肝。

生气时，暂时的身体表现为青筋暴起，怒目圆睁，张牙舞爪。如果长期积累，就可能导致黄褐斑、便秘，经常头晕目眩、视物模糊。

调理方法：可以补充味酸的食物，如乌梅、葡萄、山楂、苹果等。再给大家一个茶饮小方：菊花、决明子、大枣各3克，开水冲泡，代茶饮。

②喜伤心——心主血脉，开窍于舌，在体合脉，其华在面，在志为喜，在液为汗，心与小肠相表里。

夏季暑热，血脉加速，温度骤升。人在特别高兴时，开怀大笑，会循环加快，面色红润。开心的情绪虽然可以舒缓负面情绪的积压郁结。但是高兴过度，情绪激动，会损伤心气。比如，心火亢盛，痰迷心窍，表现出喜怒无常的状态。

调理方法：可以吃一些味苦的食物，如苦瓜、莲子、苦苣、苦丁茶。夏季可以喝绿豆、莲子、百合熬的粥或者做的汤，烧熟后在冰箱里冰一下再拿出来喝，还能祛暑降心火。

③思虑伤脾——脾主运化，主四肢，在体合肉，统血，主升举，开窍于口，其华在唇，在志为思，在液为涎，脾与胃相表里。

长夏容易生湿。思虑的时候，睡不着觉，胃口不开，不想吃饭，日渐消瘦。唇色暗淡，脂肪和肌肉减少，皮肤皱纹增多。

调理方法：可以吃一点味甘的食物，如红薯、栗子、山药、红枣。

也给大家一个茶饮小方：陈皮4克、茯苓4克、白术3克，开水冲泡代茶饮。

④悲伤肺——肺主宣发和肃降，司呼吸，主一身之气，开窍于鼻，

在体合皮，其华在毛，在志为忧，在液为涕，肺与大肠相表里。

秋天，气候干燥，皮肤会毛糙，同时人容易生出悲怆的心情。悲伤的时候容易哭泣，咳嗽喘息，流鼻涕，乏力。

调理方法：吃一些味辛的食物养肺，比如配料中多加辣椒、花椒、葱、姜、蒜等各种香料。

给大家一个茶饮小方：用麦冬、甜杏仁、桑叶各 3 克，开水冲泡，能养阴润燥、润肺止咳。

⑤恐伤肾——肾为封藏之本，主蛰，主水，主纳气，主骨生髓，其华在发，开窍于耳及二阴，在志为恐，在液为唾。肾与膀胱相表里。

冬天气候寒冷，生命活动开始由盛转衰、由动转静。惊恐时会心跳加速，瞳孔放大，严重时肾气不固，小便失禁。

调理方法：经常受到惊吓而恐惧的人，可以多吃一些海产品，如海带、海参、虾。

给大家一个补肾茶饮小方：枸杞子、桑葚各 5 克，开水冲泡，代茶饮。

怒则气上，喜则气缓，悲则气消，恐则气下，惊则气乱，思则气结。过度的情绪会影响我们的身体和气机，故要做好情绪管理，做好养生调理。

/ 泡脚的正确打开方式 /

泡脚可以驱寒保健、美容养颜，用不同的材料组合可以达到不同的效果，下面有几个秋冬泡脚的配方，大家可以根据自己的需要选择。

▶ 驱寒

艾叶 20 克＋生姜 10 克。

对于手脚发凉、怕冷的人群有驱寒温热的作用。

▶ 消肿

花椒 15 克＋肉桂 15 克。

可治疗早起时有面部、眼部浮肿，有消肿的作用。

▶ 除湿疹

苦参 20 克＋蛇床子 10 克。

能杀菌止痒，有改善湿疹、脚气，有去除脚臭的作用。

▶ 活血

红花 20 克＋艾叶 10 克。

能活血调经，预防冻疮，改善痛经、闭经，防止皮肤皲裂。

泡脚虽然有诸多养生功效，但还是要提醒大家，错误的泡脚方式不仅不能养生，甚至还会损害健康。以下几点要注意。

▶ 水温

泡脚水温要在 38~43 ℃，过高会导致皮肤烫伤，特别是老年人要注意这一点。

▶ 时间

泡脚时间在 15~30 分钟，太久会使血管扩张，血流向下肢堆积，出现大汗淋漓、头晕、心慌等症状，甚至加重心脏负担出现风险。几年前新闻就曾报道过，有一位女士因边看剧边泡脚，时间过长，出现脑动脉破裂，抢救无效离世，那时她才 46 岁。

▶泡脚桶

泡脚桶不要用金属的，容易和草药的鞣酸发生结合。泡脚桶每次使用后都要清洁，防止细菌滋生，否则容易传播细菌、真菌，患皮肤病。

另外，以下人群（及情况）都不宜泡脚。

①心、脑血管疾病、糖尿病、下肢静脉曲张、下肢静脉斑块明显、足部皮肤有破损。

②饭后 30 分钟内不要泡脚，空腹饿肚子时也不要泡。

③有足癣的人泡脚会引起皮肤损伤加重，要泡也要用专门的草药，如足光散。

此外，泡脚频率不要太高，否则会让足部皮肤变得容易干燥，隔天 1 次就够了。

/美容艾灸入门攻略/

艾灸是我们传统医学的重要疗法之一，具有美容保健的功效。但是盲目艾灸危害大，一定要注意。根据皮肤问题，我先给大家总结几个美容艾灸穴位。

▶肤色暗沉

辨证：气血亏虚。

穴位：曲池。

位置：手肘弯曲成直角，在肘弯横纹的尽头处。

时间：艾条距皮肤 3~5 厘米，做雀

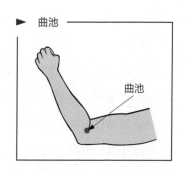

▶ 曲池

曲池

啄炙，不断贴近、松开往复，每侧 10 分钟，每天 1 次，连续 7 天。

▶ 痘痘

辨证：肺胃风热。

穴位：大椎。

位置：位于第 7 颈椎棘突下凹陷中。

时间：艾条距皮肤 3~5 厘米，围绕大椎穴画圈熏热，每次 20 分钟，每天 1 次，连续 5 天。

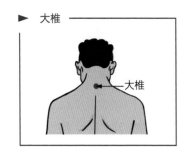

▶ 大椎

大椎

▶ 黄褐斑

辨证：肝郁气滞。

穴位：神阙。

位置：在脐中，脐窝正中央。

时间：艾条距皮肤 3~5 厘米，往复旋转熏热，每次 20 分钟，每天 1 次，连续 5 天。

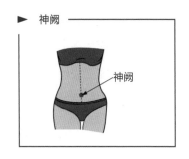

▶ 神阙

神阙

▶ 皱纹增多

辨证：脾胃不足。

穴位：足三里。

位置：小腿前外侧，外膝眼下 3 寸位置。

时间：艾条靠近足三里穴，离皮肤 3 厘米熏烤。两侧各 15 分钟，每天 1 次，连续 7 天。

艾灸虽好，但也要注意禁忌，不要盲目跟风。

（1）在家自行操作最好用温灸器艾灸。如果使用艾柱、艾条灸，要防止艾绒脱落烫伤皮肤或衣物。

（2）颜面五官、头皮、大血管部位不建议距离太近施灸。

（3）孕妇不建议在腹部和腰骶部位施灸。

（4）如果皮肤烫红或起疱，可以用烫伤膏保护创面。

/春季养肝，排毒美肤/

你的肝脏还好吗？看看以下4个问题，你占了几项？

①斜肋旁时有胀满感。

②容易因为小事发脾气。

③脉搏摸上去硬如琴弦。

④舌头中间有纵纹。

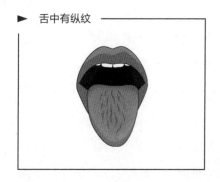

▶ 舌中有纵纹

如果符合以上2项及以上的，本节的内容你要好好看了，你很有可能肝不好。

女性肝不好，会肤色暗沉、长黄褐斑。男性熬夜应酬肝不好，会乏力头晕、胃口差，患肝癌的风险逐年升高。

肝属木，春天是生发的季节，因此，春季养肝最合时宜。

养肝之前，你先要避开以下继续加重肝损伤的行为。

①熬夜。

②喝酒。

③生气。

④饮食不干净。

以上4点可能大部分人都知道，但就是无法控制自己摆脱这些坏习惯。还有一些人是因为过度养生，把自己的肝折腾坏了。

2019年国际期刊《胃肠病学》曾有论文表示，在我国引起肝损伤的最主要药物为各类膳食补充剂（保健品）和传统中药（占26.81%）。

不要以为维生素A、维生素B、维生素C、维生素D、维生素E听上去安全无害，如果你盲目服用，肝脏还要承担将它分解排泄的工作，而长期超负荷工作就会出现肝损伤。

西医的保肝途径

①服用甘草酸制剂——降低转氨酶。

②通过谷胱甘肽、乙酰半胱氨酸抗氧化，保护肝细胞。这两个也经常被加入"美白丸"中，但我个人不推荐，毕竟只有少部分人肤色差是因为肝的问题。

中医的保肝方式

中医保肝需辨证论治。

肝气犯胃，导致胃口不好——调味舒肝丸。

肝胆湿热，导致身目发黄——龙胆泻肝汤。

肝气郁结，导致月经不调、黄褐斑——逍遥散或柴胡疏肝散。

肝阳上亢，导致眩晕耳鸣、头目涨痛——天麻钩藤颗粒或镇肝息风汤。

肝肾阴虚，导致更年期潮热、烦躁——杞菊地黄丸。

以上都是临床上常用的一些保肝方法，那我们如何自行在家养肝呢？可以试试以下的方法。

按摩太冲：第一、第二跖骨接合部之前的凹陷处。每边按压2分钟，对肝阳上亢导致的头晕目眩及肝气郁结导致的胸胁胀痛都有很好的疏肝解郁作用。

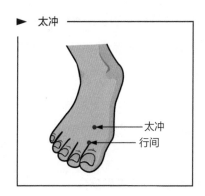

刮痧：有黄褐斑的求美者不要刮脸，越刮黄褐斑越严重，要刮肝胆经这两条经络。一条是大腿内侧的肝经，另外一条是肋骨旁的胆经。

刮痧的操作要领

①往复来回，30分钟以内。

②涂抹好精油，刮到皮肤轻微发热就可以了。

③肝经刮出痧一般7~10天左右消退；胆经出痧消退较快，约5~7天。

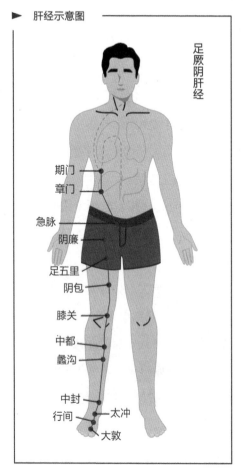

▶ 肝经示意图

足厥阴肝经

期门
章门
急脉
阴廉
足五里
阴包
膝关
中都
蠡沟
中封
行间
太冲
大敦

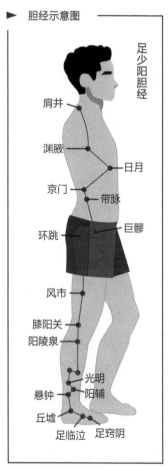

▶ 胆经示意图

足少阳胆经

肩井
渊腋
京门
环跳
风市
膝阳关
阳陵泉
悬钟
丘墟
足临泣
日月
带脉
巨髎
光明
阳辅
足窍阴

三甲医院消化内科医生总结的养肝保肝的食物

饮料：绿茶、咖啡。

水果：浆果、葡萄柚。

其他食物：大蒜、核桃、甜杏仁。

最保肝的饮料是咖啡和绿茶。美国癌症协会历时 7.5 年在 47 万人的资料中研究发现，喝咖啡的人患肝癌风险比不喝的人低50%，这可能和咖啡中的抗氧化剂有关。

最有利于肝脏健康的水果是浆果和葡萄柚。浆果含有多酚抗氧化物，葡萄柚里的柚皮苷和柚皮素可以减轻炎症和保护肝脏细胞。

其他食物还有大蒜和坚果。大蒜也能减少肝脏的脂肪含量，但是有胃病的人要少吃，因为它对胃肠刺激大；坚果含有不饱和脂肪酸、维生素E和抗氧化剂，能够减轻炎症和氧化应激。

每天吃2~3颗核桃，或一小把甜杏仁，也可以起到不错的保肝养肝作用。

在运动方面，"一个动作让你肝脏排毒"，这类的说法是不科学的。保肝的运动等同于减肥运动，一是要消耗脂肪，二是为了加快食物或者"毒素"的代谢。建议做一些有氧运动，如跑步或跳绳。

近几年也是频频传出知名人物的不幸消息，看看白酒的股价就知道，我国肝癌发病率为什么那么高了。所以建议大家每年还是要做做体检，进行肝功能、超声等检查，有问题一定要先找医生。

/ 冬季四字美容养生口诀 /

冬天容易疲惫，肤色晦暗脸色差，记住4个字：肾，黑，暖，藏，冬季美容养生的精髓都在里面了。

（1）肾

春养肝，夏养心，秋养肺，冬养肾。肾阳足，才能温煦身体。同时，中医典籍《黄帝内经》中记载肾精："五七阳明脉衰，面始焦，发始堕。"意思是说，35岁的女性，肾气衰落，就会肤色发黑、发黄，变成所谓的"黄脸婆"，开始脱发。所以肾推动着生长发育的同时，也主宰着我们的美丽。下面给大家推荐两个补肾阳肾气的药膳。

▶黄豆焖羊肉

羊肉 500 克、黄豆 200 克、辣椒 30 克、花椒 10 克、八角 10 克，羊肉洗净切开，黄豆浸泡发开，与其他食材一起放入锅中，用小火焖煮到烂熟再食用。

功效：健脾益肾、驱寒强体、抗衰养颜。

适宜人群：冬季怕冷、加班虚劳的上班族，体弱易感冒人群。

▶胡桃仁饼

胡桃仁 50 克、面粉 250 克、白糖少许，将胡桃仁打碎成细末，混在面粉中，加适量水，搅拌均匀，烙薄饼食用。

功效：补肾抵寒、润肠通便。

适宜人群：肾虚腰痛腿软、经常便秘的人。

（2）黑

之前说秋天多吃白色食物，入肺。冬天则应该多食用黑色的食物，比如黑米、黑枣、黑豆、黑芝麻、黑枸杞。

但是黑色只是中医里的一个指导方向，并非所有黑的食物都补肾，有的甚至还会伤肾，如浓茶、可乐。除此以外，像芹菜、酒精、高盐分、高蛋白质、高电解质类的食物都会加重肾脏的负担。

除了吃，黑色也是中医诊断非常重要的依据，比如脸色发黑或黑眼圈，就属于肾气虚、水饮停滞的表现。

（3）暖

冬季有两个位置要保暖。

第一个是脖子后方。脖子后方的大椎穴是防感冒、退热、益气壮阳的要穴，一定要护住。女性可以围条围巾，保护大椎穴。

第二个就是脚。冬季温度低，肢端来不及循环供血，就容易生冻疮。特别是睡前，脚如果是凉的，就会一直出冷汗，难以入眠。建议睡前可以用艾叶20克＋生姜10克泡脚，对手脚发凉、怕冷的人群有驱寒温热的作用。

有冻疮的求美者可以用红花20克＋艾叶10克泡脚，泡脚水温控制在38~43 ℃，整体时间不要超过30分钟，不然会加重心脑血管的负担。

（4）藏

别的季节我会建议大家多运动，唯独冬天宜藏，不宜过量运动。

就像冬天开车前要先发动一会儿，不然对车不好，人也是一样。冬天起床，可以先搓搓手，搓搓耳朵，活一下血。不要心急火燎地跑出去挤公交车或晨练，因为冬季猝死、脑中风的概率是很大的。

另外冬天可以多睡睡觉，不能晚起要上班的人可以早睡，10点就可以上床躺着了。睡不着可以按一下安眠，安眠位于后枕部，翳风与风池两个穴位连线的中点上。

睡前躺在床上，用两指从双侧

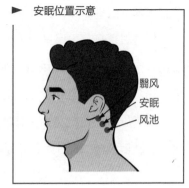

▶ 安眠位置示意

翳风
安眠
风池

柔和缓慢地旋转按压 60 次，大约 3 分钟，很快就会有昏昏欲睡感。

综上所述，记住肾、黑、暖、藏 4 个字，可以帮助你在冬季养出健康，养出美丽。

参考文献

[1] 孙文丽，MOHAMAD HESAM SHAHRAJABIAN, 程奇. 枸杞化学成分及药用价值国外研究现状[J]. 中医药信息，2020, 37(3): 116-120.

[2] 郭艳丽，刘维丽，吴丽红，等. 基于网络药理学分析枸杞子的作用机制[J]. 中国医药导报，2020, 17(19): 112-119.

[3] 范晓阳，侯彦婕，贾世艳，等. 山药化学成分及皂苷类成分药理作用的研究进展[J]. 中医药信息，2021, 38(9): 79-84.

[4] 姜辉，顾胜龙，张玉婷，等. 黄芪化学成分和药理作用研究进展[J]. 安徽中医药大学学报，2020, 39(5): 93-96.

[5] 黄兆胜. 中药学[M]. 北京：人民卫生出版社，2002.

[6] 叶勇，于瑞东，王园园，等. 杏仁多肽的制备及其在化妆品中的应用[J]. 广东化工，2020, 47(21): 1-2.

[7] 赵平安，王丽萍. 三仁汤治疗皮肤疾病新用体会[J]. 实用中医药杂志，2018, 34(11): 1406.

[8] 王久香. 茯苓泽泻汤对肾阴亏虚型 2 型糖尿病患者糖脂代谢及胰岛细胞功能的影响[J]. 中国当代医药，2021, 28(6): 139-141.

[9] 郝莉雨. 辅助降血糖药食同源类药材古今应用情况调查及活性初探[D]. 北京：北京中医药大学，2020.

[10] 王伯军. 这些食物可养肝[N]. 人民政协报，2020-08-05(7).

千万不要这么做
——护肤的误区

手法按摩、淋巴排毒、小颜整骨能够美容吗？抗糖化、抗氧化、抗光老化，哪个是真的有用呢？护肤品到底是不是智商税？深层补水和深层清洁到底管不管用呢？本章内容就为你揭开这些谜底。

手法按摩、淋巴排毒、小颜整骨能够美容吗？

近些年，人们越来越关注在颜值上的消费。市面上大量出现"手法按摩紧致皮肤"，"淋巴排毒养颜"，"小颜整骨"等吸睛项目。这些只需用手法操作，不手术、不打针的项目，真的能有变美效果吗？

/手法按摩不能紧肤，只会松弛皮肤！/

美容院、女明星推荐过的面部按摩真的有用吗？每天3分钟可以去抬头纹、法令纹、鱼尾纹吗？当然不可能！

面部的皮肤不是直接贴在骨头上的，当中还有肌肉、筋膜等软组织。

筋膜就相当于减震带。有些人受到撞击，皮肤好好的，没有破也没有流血，但就是觉得疼，有肿胀、

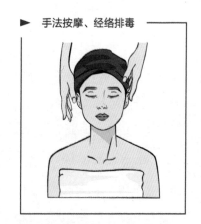

▶ **手法按摩、经络排毒**

瘀青，诊断报告上写着"软组织挫伤"。其实就是筋膜、肌肉、韧带等软组织受到了损伤，帮助起到了缓冲作用，不然就是直接碰骨头，硬碰硬，骨头会损伤。软组织就相当于弹簧，你把皮肤往上推，其实受到拉扯最大的是你的软组织。你还以为是把自己面部的皮肤提上去了，

其实手一松它就下来了。拉扯得越多越用力，你的筋膜就会越松，手一松皮肤下垂更严重。

另外，按摩也不能除皱，真性皱纹是真皮层胶原纤维的断裂导致的。相当于一根绳子断了一半，这个时候你再去拉扯和按摩它，只会让它断裂得更厉害。

/淋巴排毒，并不存在！/

近年来，美容院又兴起了"淋巴排毒"的按摩手法，号称可以帮助皮肤排毒，解决痘痘、皮肤皱纹、皮肤衰老的问题，外加线上线下的营销宣传，使得容貌焦虑的消费者不断为此买单。2020年12月，央视采访了中医科的专家，专家当场斩钉截铁地给出结论：中医里并不存在淋巴排毒的概念！

那什么是淋巴？淋巴需要排毒吗？简单和大家科普一下。

淋巴是循环系统的辅助系统，主要起到免疫、水液代谢的作用。

体表的淋巴结分布在以下位置：耳前、耳后、乳突、枕下、颈前、颈后、锁骨上、腋下、腹股沟、腘窝等。

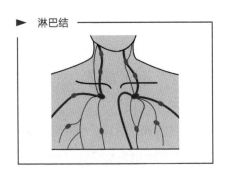

► 淋巴结

如果淋巴结肿大，可能是因为以下情况。

①感染。感染的淋巴结周围是比较光滑的，多伴有疼痛。比如，感冒时面颈部淋巴结会肿大；皮肤湿疹、体癣会引起附近的淋巴结肿大。但随着病情好转，很快会自行缩小。

②乳腺增生。

③肺癌、乳腺肿瘤、甲状腺癌也会引起腋窝、锁骨、腹部等位置淋巴结肿大，这个时候，如果去按摩、拍打，反而会让癌细胞通过淋巴道转移到全身，加速癌细胞的扩散。发现淋巴结肿大，第一时间应去就医检查，没有一个医生会让你去做淋巴排毒的。

如果是淋巴痘怎么办？其实，根本不存在淋巴痘这一说法，只是痘痘碰巧长在淋巴结外面的皮肤上了，跟淋巴根本没关系，不要想多了。

真正的排毒：一般人体能跟排毒扯上关系的，就是汗液、大小便和肝脏。有效排毒的方法：多喝水；多运动出汗；多吃水果、蔬菜，润肠通便；早点睡觉，养肝护肝。

淋巴排毒本身就不是中医理论，所以就更不存在有没有用的探讨一说了。最后，我还特意去调查了一下淋巴排毒是怎么来的，发现网上全是营销风格的按摩推拿。还是那句话：中医是瑰宝，但不是一些想走营销捷径的商家保护伞。

/ 小颜整骨能小脸？不可能 /

说到骨缝理论，前几年火过的日式小颜整骨至今还有一定的市场。通过按压手法能改变面部的骨骼轮廓形状？当然也是不可能的。

面部按摩、按压，可以消肿，不可能改变骨骼形状。

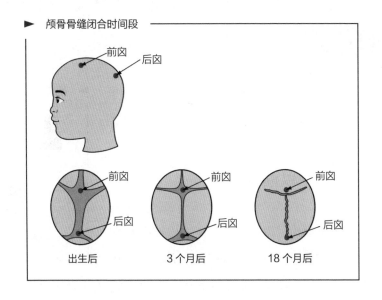

► 颅骨骨缝闭合时间段

前囟　后囟

前囟　后囟　　前囟　后囟　　前囟　后囟

出生后　　　　3 个月后　　　　18 个月后

正常蝶囟出生后即闭合，后囟在 3 个月时闭合，前囟在 2 岁左右闭合；1 岁左右骨缝发育，2 岁时骨缝间有纤维连合，出生后第 2 年额缝和部分矢状缝自然闭合。即使有不完全闭合的面部骨缝，第一不可能通过按压方式来闭合，第二没有能够在视觉上看出变化的距离空间。

可笑的是，有的商家说："因为中医正骨是有效的，所以小颜整骨也是有效的，不都是改变骨头吗？"中医可不背这个黑锅，中医正骨是以专业手法按压颈椎、腰椎，通过放松骨骼的附属物——韧带、肌肉、筋膜，甚至软骨，来改变病理性压迫。椎骨本身是不能变形的，除非你是软骨头。

这里我再强调一下，任何手法按摩、按压，都只能使软组织从紧绷到放松，比如肩周炎、腰椎和颈椎问题、肌肉拉伤。你们是怎么能相信按摩大腿能放松肌肉，而按摩脸却能紧致肌肤的呢？

"以油养肤"是养肤还是伤肤？

最近几年"以油养肤"的概念突然火了，很多品牌借此推出很多精华、精油类产品。

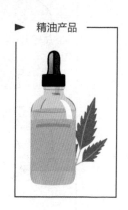

▶ 精油产品

/什么是"以油养肤"？/

比较早提出"以油养肤"而且比较经典的是中国台湾宋医生的"油敷闷敷"方法。简单概括就是，一种针对皮肤屏障受损的或者使用含有重金属、荧光剂的劣质化妆品的人群的护肤方法：先涂抹橄榄油，盖上保鲜膜敷闷40分钟，然后取掉保鲜膜，擦掉多余的橄榄油，外涂稍厚的含水凝胶，凝胶上再敷一层角质修复乳，有的后期再配合超声/射频导入仪。以上方法在学术界有一定的争议，但还是有很多权威专家认同。作者认同它的原理，但是不推荐大家自己尝试，目前还没有临床效果和数据发表，建议大家还是要谨慎对待。

"以油养肤"中只有精油是油吗？当然不是，很多保湿的精华、乳液、霜中都有油脂类的保湿剂。这些都可以模拟人工皮脂，但是像白池花籽油、亚麻酸、鳄梨油、乳木果油这类长碳链的油脂才更能够稳定屏障。

另外，角质间隙中神经酰胺、角鲨烷这种成分通过增加角质层间的"泥浆"，让你新长出来的砖块（角质细胞）不容易掉、砖块之间更加稳固。所以涂含上述成分的护肤品的过程就是在"以油养肤"，不一定需要去买一瓶厚重的精油往脸上抹才叫"以油养肤"。

/ 只有精油是"油"吗？/

"以油养肤"主要适合敏感肌、干性皮肤。痘痘肌就不要尝试了，长期将油堆在脸上，微生物大量滋生，到时候皮肤炎症更容易加重。大家也没有必要去追求"以油养肤"这个时髦的护肤信仰，其实涂任何有保湿功能的护肤品，都是在"以油养肤"。

抗糖化、抗氧化、抗光老化，哪个真有用？

皮肤老化分为外源性老化和内源性老化（表5-1），也就是光老化和氧化，如今又出现一个很流行的说法——糖化，它们之间是什么关系？又该如何去改善皮肤老化呢？

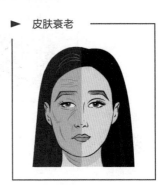

▶ 皮肤衰老

表 5-1　三大老化类型的详解

老化类型	光老化	自然老化	糖化
归属	外源性	内源性	内外源结合
总老化占比	75%	20%	5% 左右，甚至更低
易发生人群	户外作业者	老年人	高温作业、高血糖人群
诱因	紫外线	年龄	年龄、血糖
皮肤宏观表现	色素斑、皱纹、泛红	暗沉、松弛	泛黄、松弛
显微镜下表现	表皮角化增厚、真皮萎缩	皮肤整体变薄	胶原变形，晚期糖基化终产物（AGEs）堆积
防治方法	防晒、促胶原蛋白	清除自由基	清除 AGEs
有效成分	视黄醇、多肽	维生素 C、维生素 E	白睡莲花提取物、烟酰胺

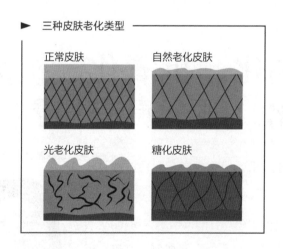

► 三种皮肤老化类型

/ 糖化 /

我们先来解释一下什么是糖化。糖化就是皮肤非酶促的糖化反应，会产生晚期糖基化终产物——AGEs。这种物质在皮肤里堆积后，会使胶原蛋白脆弱，皮肤出现弹性差、暗黄、松弛等显老的问题。

抗糖化的风潮也由此而来。大家纷纷叫嚷着：抗糖丸吃起来、糖戒掉。到底有用吗？首先，AGEs的合成反应是不可逆的，它无法再分解，人们只能在前期减少AGEs的合成和后期加快代谢的工作。目前市面上的抗糖丸里面主要是一些抗氧化的成分。即使有降糖的作用，也是很间接的，基本没有直接的证据证明可以在皮肤上看到改观。

国际医学上的研究发现，涂抹含有白睡莲花提取物、烟酰胺等成分的护肤品，能加快细胞的自噬成分，反而可以帮助清除AGEs。另外，戒糖对于抗糖化是没有帮助的，糖是不能被戒掉的，即使不吃米饭、糖果，你摄入的蔬菜、水果、谷物，依然会转化为糖分。但是少些直接的糖分，对身体健康还是有帮助的。

大家有一点千万不要搞错了，75%以上的皮肤老化是光老化，20%左右才是自然老化，而糖化只是这20%中的少之又少。抗衰的重点依旧是防晒、规律生活，对于抗糖化根本不需要投入这么大的注意力。如果你觉得不抗糖不时尚的话，像茯苓、黄芪、白术、山药、人参这些日常可以服用的中药，在医学上早有证明可以降糖，平时泡茶的时候可以适当加入。

/抗糖化方法/

下面来讲讲，如何正确地抗糖化。

低糖饮食：减少奶茶、甜点、碳酸饮料等高糖饮食的摄入，可以降低血糖的水平，减少皮肤的糖化。但正常的米饭、面条、面包等碳水化合物类食物不需要所谓的"戒糖"，糖分是正常的日常代谢所需的能量物质。

改变饮食方式：来自日本AGEs测定推进协会的一组数据显示，同样是90克的鸡肉，不同的烹饪方式下，煮制含769个单位的AGEs；炒制含4938个单位的AGEs；炸制含9732个单位的AGEs。90克牛肉煮制含7484个单位的AGEs；烤制含11 270个单位的AGEs。我们吃的食用油也是有讲究的，同样是5克油，玉米油含2400个单位的AGEs，豆油含9020个单位的AGEs，麻油含高达21 680个单位的AGEs。因此，选择煮制为主的烹饪方式，会更有利于抗糖。

选择有效护肤品成分：白睡莲花提取物、烟酰胺、肌肽、硫辛酸、麦芽糖酸、乳糖酸等。

/氧化及如何抗氧化/

自然老化（氧化）是内源性老化，指皮肤随年龄增长的自然老化。表现为皮肤厚度变薄，出现细小皱纹、弹性下降、皮肤松弛等。抗氧化要从以下两方面着手。

（1）抗氧化

护肤产品中的抗氧化成分，可以让皮肤减少来自自由基的侵害，延缓衰老，如维生素C、维生素E、花青素、绿茶提取物等。

（2）促胶原纤维再生

使用促进真皮层胶原纤维再生的物质，如视黄醇、多肽、果酸，可以整体增加皮肤的厚度，从而减淡皱纹的深度，提升皮肤整体的紧致度。医疗美容中，像射频技术——热玛吉、热拉提，激光技术——Fotona4D、5D胶原光等，都可以起到抗衰除皱的作用。

/ 光老化及如何抗光老化 /

皮肤光老化是外源性老化中最常见的现象，是皮肤衰老过程中受紫外线照射所造成，是皮肤整体变老占比最大的原因。表现为皮肤皮革样粗糙干燥、毛细血管扩张、皮肤松弛、皱纹、色素沉着等。不仅如此，强烈的紫外线还会导致日光性皮炎、皮肤癌等。

大家可以发现，从事户外工作居多的人，比如农民伯伯、工地的叔叔们，笑起来时面部的皱纹都会相对偏多，即使他们的年龄和你一样，甚至更年轻。同时，你也可以看一下自己的皮肤，脸和手是皱纹最多的地方，而肚子、上臂内侧、腋窝处这些晒不到太阳的地方，皮肤又细腻又白。

抗光老化需要做好防晒，请牢记以下 4 点防晒宗旨。

①Avoid，避免晒，不被晒到是最好的防晒。

②Block，遮挡，首选衣、帽、伞等硬防晒，尽量减少被晒到。

③Cream，防晒霜，实在无法避免长时间户外暴晒的，可以使用防晒霜保护皮肤。

④Diet，饮食，有些食物会使皮肤对紫外线的吸收增强，出现光敏感、日光性皮炎的问题，让你更快被晒黑。对于有户外日晒、军训、激光美容计划的人，建议减少或近期减少食用以下食物（表 5–2）。

表 5-2　感光类食物

蔬菜	香菜、芹菜、灰菜、胡萝卜、芥菜、莴苣、菠菜、马齿苋、苋菜、茴香
水果	杧果、菠萝、柑橘、柠檬、无花果
海鲜	泥螺、虾类
中药	荆芥、防风、白芷、补骨脂
西药	磺胺药、阿司匹林、四环素、马来酸氯苯那敏、口服避孕药、雌激素

胶原被过度刺激，以后就不长了？

市面上充斥着 A 醇、射频仪促进胶原再生的广告语，不少爱思考的求美者就担心了，我现在高度刺激胶原生长，会不会以后年纪大了就不长了？皮肤反而会更加衰老？

这个情况是不是真的呢？射频和护肤品对于胶原长期来看是利好还是不好？我从以下 3 个大家争论最多的问题入手，用科学揭秘胶原的真相：

①根据"物质守恒"定律，现在多了，以后就少了。

②射频的原理就是烤肉。

③皮肤紧致的真相就是瘢痕。

我们先理解一下胶原。人体皮肤中的胶原组织承担了真皮层 70% 的重量，主要是由 I、Ⅲ、Ⅴ型胶原构成。也就是说，胶原是一个很基本的成分，没有想象的那么神秘。

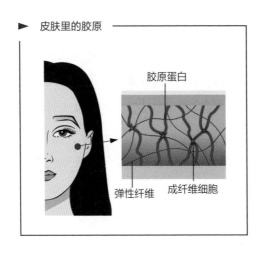

► 皮肤里的胶原

胶原蛋白

弹性纤维　成纤维细胞

　　人体真皮层在 20~29 岁时是最厚的：20 岁以前真皮层很薄，胶原在增长；30 岁后，真皮层在变薄，胶原总量在变少。也就是说，就算不刺激胶原，它每天也都在生长，每天也都在被破坏和流失。只不过到了一定年龄以后，破坏的量大于合成的量，所以皮肤整体在变薄，在 20~29 岁中取一个中位数——25 岁，也就是市面上所说的胶原流失大于合成的分界点的由来。

　　回到问题一：物质守恒定律是一个即时发生的事情，比如你今天体重重了 500 克，一定是因为食物吃多了或者水喝多了，绝对不是凭空变出来的。你的弹性纤维增多了，也是因为摄入食物中的蛋白质引起的。你不需要多吃，因为多出来的蛋白质也是要被排泄掉的。

　　《激光整形美容外科学》一书中有提到，首次足量的射频刺激，可以让胶原合成增加的高峰持续 2~6 个月。所以我们门诊中的很多求美者问我："为什么我做了热玛吉、超声刀，费用不便宜，但是效果却要等到 2 个月后才最好。"这是因为你本身的胶原有的在合成又有的在流失，医美让你合成的速度变快、变多，那你每天增加的就能比流失的多，积累 2~3 个月就能从量变看到质变，才能在视觉上看到效果。所以射频也好，维 A 酸也好，它是让你在总体遵循人体合成胶原再生的规律中，加快一点速度，并不是让你的胶原从无到有凭空变出来，所以需要一段时间才能看到效果。

那我们放长远看，老了以后脸就垮了，长不出胶原了？早些年国外有过一项研究，充分解释了这个问题：国外研究者连续 7 天对 53 名 80 岁以上老人的臀部皮肤涂抹 1% 的视黄醇，发现不仅成纤维细胞活性增高，胶原的密度也明显增加，同时自由基水平大量降低。所以，连 80 岁以上老人的衰老细胞都没有放弃努力，我们年轻人可别还没尝试，就说将来不行了。

接下来细说一下第二个问题：射频的原理就是烤肉。

家用射频仪的温度不到 50 ℃，热玛吉在 65 ℃，超声刀在 75 ℃，烤肉在 200 ℃，射频的温度与烤肉的温度相去甚远，加热并不意味着"烤肉"。烤肉是肉与整个铁板的接触面，在高温下发生了各种物化反应而收紧，也就是熟了。而射频只是加热，使胶原的三螺旋结构进行收缩，胶原还是胶原，并没有转化成别的物质或者死亡。况且肉是死的，人是活的，肉熟了就没有然后了，胶原收紧了以后，会促进成纤维细胞分泌和合成更多的胶原和基质，这也是长期效果的生物基础。

再看第三个问题：超声波、线雕的确会让皮下组织形成瘢痕。这些"瘢痕"的优点是富含大量的胶原，可以通过物理的力量产生紧致提拉的作用，让面部轮廓得到改善。缺点就是当你想做进一步的外科美容，如拉皮手术、面部脂肪抽吸时，会给医生的手术带来难度和阻力。即使这些皮下的瘢痕，对自身的健康不会形成危害，但我还是建议求美者先从无创的射频、激光开始初步抗衰。

很多求美者对于新鲜事物不太理解，大多会抱有否定和怀疑的态度，这是好事，说明大家都在用理性、科学的思维去分析和理解，而不是盲目地直接跟风购买。但大家也不需要过度担心，毕竟现代护肤品和医美技术都是经过层层审核和临床观察的，大部分都是比较安全和符合皮肤生理性质的。

护肤品是智商税，
没办法被皮肤吸收？

现今还有很多人认为护肤品只能够保湿，其中的任何有效成分都不能够被皮肤吸收，所以护肤品是没有用的，是智商税。这是真的吗？

当然不是。护肤品的基质会留在皮肤外，大部分被蒸发，而有效成分是可以被吸收的，目前也有很多微观研究可以证明这一点。

比如，暨南大学医药生物技术研究开发中心基于20~50岁女性的前臂皮肤研究发现，3%的烟酰胺接触皮肤30秒内就可以部分渗透到角质层的第10层。2017年中国中医科学院发表的追踪人源胶原的吸收情况的研究成果表明，即使是58 KD大分子量的胶原，也可以在1小时内通过毛囊入口进入真皮层。

根据以上研究可知，说护肤品成分不能渗透皮肤，或者说分子量大就无法吸收的言论只是误解。

另外，有些成分并不需要渗透到真皮层就能发挥作用。比如美白类成分，它只需要渗透至表皮的基底层，抑制黑色素细胞的活跃性就可以发挥作用。像A醇、果酸等成分，它们只要和表皮上的相关受体结合，信号就会传导到真皮层，相关细胞就会开始增殖和分泌。这就有点"隔山打牛"的意思。

那在什么情况下可以增加护肤品的吸收率呢？

护肤品是通过以下 3 条途径渗透入皮肤的。

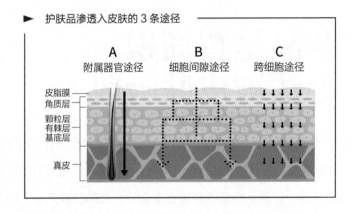

► 护肤品渗透入皮肤的 3 条途径

A. 附属器官途径：汗腺、皮脂腺、毛囊（该吸收方式仅占 10%）。

B. 细胞间隙途径。

C. 跨细胞途径（A 和 B 途径，占皮肤总吸收的 90%）。

在这个吸收过程中，以下几个因素起着至关重要的作用。

温度

血液循环加速时，物质的渗透率会增加。有研究显示，皮肤温度每升高 1 ℃，成分吸收速度增加 10 倍。

pH

当产品的pH在5~5.5，呈现弱酸性的情况下，越接近皮肤表面的酸碱度，越容易被吸收。

促渗剂

如产品中添加水杨酸、酒精等促进渗透的成分，有效成分渗透率增加。

角质层水合度

角质层在干燥的情况下，成分不容易渗透。若角质层在水合的状态下，比如敷面膜、皮肤湿润时，角质层软化，间隙通道更容易吸收成分。

包裹剂

角质层表面是脂溶性的，因此水溶性的成分很难通过，如维生素C。如使用包裹剂，如卵磷脂、三酰甘油等脂质体包裹住水溶性成分，能增加其对角质层的亲和力，促进水溶性成分的吸收。

外用促渗方法

离子导入：通过电流将成分电解，变为离子状态，成分体积更小。另外，角质层因电流作用改变极性，形成了电场，使得成分能够更好地透入。

超声波导入：利用温度升高、辐射压、点位改变的原理，增加物质吸收，也是临床上中药导入的常用方法。

激光微孔、微针微孔：通过点阵激光或者滚针的方式，直接在皮肤表面制造出通道，让有效成分通过。

综上所述，现代技术研发的护肤品的有效成分，自身是能够透过皮肤屏障进入皮肤内的。反过来想想，如果皮肤能把成分阻挡在外面，那我们患皮肤病时涂的那些药膏不就没有用了吗？

除了美容仪和护肤品，口服什么可以抗衰老？

皮肤的光泽、细腻不仅需要护肤品、美容项目的外调，同时还需要内调，才能够由内而外、持续性地美容养颜。除了美容仪和护肤品外，口服天然的黄体酮也有很好的抗衰老效果。

女性到了一定年龄，体内黄体酮下降，就会出现皮肤粗糙、皱纹明显、胶原流失、面部下垂、皮肤松垮失去弹性等问题。这个时候就可以在食物中补充一些黄体酮，来改善围绝经期综合征，也就是延缓衰老。平日补充黄体酮可以让皮肤细腻、抗氧化、促进脂肪重新分布。同时临床上它还常用于保胎、闭经、月经过多等问题。

以下这些食物中，都含有天然的黄体酮：黑豆、大豆、海带、蜂王浆、枸杞子、芹菜、葛根、鱼腥草、红薯、无花果、猕猴桃、柿子、草莓、柚子、桑葚。

其中每100克大豆就含有16~150毫克大豆异黄酮，具有双向调节雌激素的作用，同时具有抗氧化、减少血栓、减轻动脉硬化的作用。海带除了含有黄体酮，其中的海带多糖肽对急性辐射损伤还有一定的保护作用。枸杞子的有效成分受体基本都是孕酮，因此有很强的抗衰老、滋补肝肾的作用。

柿子的果肉含有丰富的类黄酮，能起到消炎、止痉的作用，因此柿子百合粥也有助于防治哮喘。

每 100 毫升鲜蜂王浆中含有雌二醇 0.4 毫克、睾酮 0.11 毫克、孕酮 0.12 毫克，其补充黄体酮的同时还可以提高免疫力，辅助癌症的康复。

以上食物都含有天然的黄体酮，怀孕和年龄稍高的女性可以从食物中进行补充。但是如果机体已经出现了缺乏黄体酮的症状，单纯通过食物摄取有局限性，需要及时就医和检查，根据症状判定是否要通过口服药物或肌内注射补充。

晚睡晚起不算熬夜？

有人说："10 个社会人 9 个在熬夜。"

先回答我两个灵魂拷问：你是否规律地几点睡几点起？你平时是不是觉得睡饱了？

规律和时长是判断是否熬夜的两个重要因素。如果你有规律地晚睡晚起，保持充足睡眠，通常来说就不能算是熬夜，算是一种睡眠拖延症，俗称——懒。当然，上夜班的人除外。

不过，2017 年诺贝尔奖获得者的研究发现，植物、动物及人类都有自身适应的昼夜节律，以便与地球的旋转同步。昼夜节律分子波动被调节来精密适应每天 24 小时循环。

人类在生理上守时，机体的生物钟能够帮助调节睡眠模式、摄食行为、激素释放、血压及体温等。

2021 年北京大学的教授研究对此做了一个充分的解释：人的内源性生物钟大于 24 小时，如果白天晒太阳了，那就可以回到 24 小时整。如果你晚睡晚起，即使时间睡足了，白天活动不够，你的生物钟依旧是混乱的。

另外，人体的夜间睡眠受到以下因子的调控，即使你在白天拉上窗帘，在黑屋子里睡觉，激素和基因的分泌量依旧达不到夜间准时睡觉的水平。

以下为目前研究发现，参与调控人体内部生物钟的因子：

①神经递质：谷氨酸、多巴胺、5-羟色胺。

②受体：mGluR5、腺苷 A2A 受体、烟碱乙酰胆碱受体、阿片受体、BDNF 信号、褪黑素。

③时钟基因：*timeless* 基因、*period1* 基因、*period2* 基因。

④炎症因子：C-反应蛋白、肿瘤坏死因子 α。

也就是说，除了睡眠不规律、睡眠不足，长期昼夜颠倒的晚睡晚起，打破昼夜节奏的平衡，也可能会对身体健康产生负面影响。比如容貌的改变、身体机能的衰退、心理健康等问题。这些我或许在下一本书里会给大家继续详细讲解。

闭上眼睛，想一想我们体内的昼夜节律因子为了维持和地球的自转同步，辛苦建立起的生物钟，而你却不断企图打破这种平衡，你以为自己是超人还是钢铁侠？妄图挑战地球秩序吗？

别拖累地球自转了，过去的一年里，地球自转加快，一天已经不足 24 小时了。你是不是还想老得更快一点？快睡吧，晚安。

逍遥丸吃了能让你变美吗？

最近几年网上把逍遥丸吹得有点像仙丹了，虽说它能疏肝解郁，但有人说吃了它就能变开心，还有拿它当减肥药的……多少是有点夸张了。

逍遥丸可以疏肝健脾、养血调经，主要用于治疗月经不调、胸部胀痛、肝郁脾虚导致的胃口不好。在皮肤科临床上，是治疗黄褐斑非常有效的方剂，很多人使用 2~3 个月就能见效。

逍遥丸也就是逍遥散的中成药丸剂，它的配方表为柴胡、当归、白术、白芍、茯苓、炮姜、甘草。

配方中的柴胡能疏肝解郁，为君药；当归、白芍能补肝气和肝血，共为臣药。白术、茯苓能健脾祛湿，甘草能补中益气，共为佐药；生姜能温胃和中，为使药。

体质偏寒的人可以选择逍遥丸。体质偏热的人，吃逍遥丸容易上火。平时容易长痘痘、发脾气、燥热的人，要用丹栀逍遥丸，也叫加味逍遥丸，因为里面去掉了逍遥丸中燥热的炮姜，加了轻泻肝火的牡丹皮和栀子。

还有一种是加入了红花和皂刺，主要作用为祛瘀活血的红花逍遥片，对于气滞血瘀型的黄褐斑、胸部小叶增生有疗效。

该吃哪一款，有一个很简单的分辨方法：伸出舌头，舌色发青紫，舌边有瘀斑瘀点，属于血瘀，用红花逍遥片；舌头偏红，舌苔少，用丹栀逍遥丸；舌色是正常的粉红色，用逍遥丸。

还有些人吃逍遥丸上火，吃丹栀逍遥丸又拉肚子，这就属于上热下寒了，可以把逍遥丸和丹栀逍遥丸各一半混着吃。

禁忌

服药期间，吃生冷、辛辣和油腻的食物会影响效果，如冰激凌、红烧肉、烤鸭、炸猪排、葱、蒜等。

如果只针对肝气郁结，气血运行不畅引起的月经、脾胃问题，使用前需经正规医生辨证。使用过程中出现胸部肿块、月经量增多的情况要立即停用。怀孕慎用，过敏人群勿用。

最后提醒一下，逍遥丸是中药，不是保健品和零食，不能长期吃，吃一段时间后需要间隔一段时间再吃。

深层补水和深层清洁
——护肤界的最大骗局

是不是总有人跟你说："你的皮肤太干了，所以皱纹、敏感、脱皮都来了，急需补水"，"你的皮肤太脏了，毛孔都堵住了，所以会长痘痘、冒闭口，要做深层清洁"。不知道你为这套理论买了多少年的单，我现在就来为你揭开护肤界的这两大骗局。

/ 皮肤的水从哪里来 /

皮肤分为表皮层和真皮层，真皮层起到组织支撑的作用，而表皮层相当于一个隔膜。所以整个真皮层的厚度在 1.5~2 毫米，而别看表皮层有 5 层，其实只有 0.1 毫米厚度。你没看错，就是 0.1 毫米，在这 0.1 毫米里角质层只占五分之一。角质层最上面是疏松的角质，如果皮肤比较干，水分流失大，那疏松角质就会比较多，脸摸上去就会比较粗糙。

▶ 皮肤水分来源

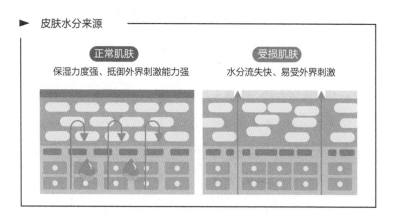

外界的水是不能进来的，直接在角质层就被阻挡掉了。皮肤外面有皮脂膜，水会被阻在油膜外面。我们的角质层是砖墙和水泥结构，砖墙就是角质细胞，水泥就是角质间脂质，由 50% 神经酰胺、15% 脂肪酸、35% 胆甾醇组成，全是油脂，这就决定了我们的角质层是脂溶性的，即使你洗去了脸上的油，外界的水也是透不过角质层的。如果能透过来，那我们洗澡后不得膨胀？人从外面淋雨回来后，整个人不是要胖一圈？

既然外界的水进不来，那皮肤里的水是怎么来的？第一，真皮层的血液循环向上运行和蒸发的水分，大约每天有 450 毫升。所以多喝水的确有好处，可以给皮肤补水。第二，人体每天汗腺分泌的汗液在 600 毫升左右，其中部分会蒸发，部分会和皮脂腺分泌的皮脂融合在一起形成皮脂膜。所以运动之后虽然出汗多，但脸也会显得水润。所以，生命在于运动，也是有道理的。第三，就是角质细胞自身的水分和角质层中的天然保湿因子，但它们不是游离的水。

皮肤既然不能补水，那面膜是干什么用的？面膜主要起到一个封闭的作用，封闭的环境可以增加皮肤内外的渗透压，避免蒸发，提供更多的渗透时间，使得有效成分能够透过。但护肤品里的成分一般都会被包裹成脂溶性状态，进行活性成分形态的改变，才能更有利于被皮肤吸收。面膜还有软化角质的作用。刚才说到的皮肤上疏松的角质，就像翘起来的木刺，它被面膜水合后就会软化，皮肤的触感和视觉的反光度就会大大提高，这也是为什么很多人一揭开面膜，就感觉脸亮了几个度，但这只是即刻的效果。

/皮肤不能被深层清洁/

皮肤不是牙齿，牙刷毛细一点就可以刷到牙齿缝。毛孔那么细，什么刷子可以刷进去？小气泡负压吸出来的大部分东西都是你的角质细胞，其中还有一部分是来回滑动摩擦下来的表皮。所以很多人吸完后，鼻翼两边泛红。

而且皮肤本身也不需要深层清洁，人体的皮脂腺分泌出来的油脂就是起清洁作用的，它可以杀菌抑菌，同时把外界的粉尘等脏东西隔离在皮肤外面。所以我们化妆前的清洁擦洗就是把皮脂膜擦掉，不然粉底是涂不上去的。但如果你去泥地里打滚了，那还是要好好清洁的。

/真正的深层补水/

那有没有可以真正补水的方法呢？有。皮肤科的水光，可以直接穿过表皮，在真皮层给予营养物质和水分。像这种把外界的水实打实地送到皮肤里面的形式，可以称为"补水"。而我们日常的护肤，只能称为"保湿"。

日常护肤品中常见保湿成分的作用原理：

透明质酸——它本身不是水，但它可以吸自身体重1000倍的水。所以当它被涂抹在你的皮肤上，它可以通过携带水，延长水分停留在皮肤里的时间，从而起到保湿作用。

神经酰胺——它是角质间隙的组成部分。补充神经酰胺相当于把墙面的水泥多铺一点，那角质细胞也会被包裹得更牢固，角质层会更厚，保湿因子也会更多。

甘油——我们虽然不能把外界的水涂进皮肤里，但我们可以减少皮肤里面的水蒸发到皮肤外。甘油也是皮脂膜的组成部分，增厚皮脂膜，防止水分蒸发，是保湿锁水的最常见方法。

以上几种常见的保湿成分，主要是通过减少皮肤水分向外流失，稳固角质层的结构，而起到锁水作用的。通过锁水力增强，而且到皮肤保湿的作用。而并非大家所想象中外界水分深入皮肤内部的"补水"。

/真正的深层清洁/

刚才也科普了，没有真正意义上的深层清洁。那毛孔堵塞怎么办呢？毛孔里的东西怎么出来呢？

很遗憾，目前没有高科技可以取出毛囊的堵塞物，最直接的办法还是针清，通过物理挤压的方式将粉刺清出来。但只能救急，治标不治本。治本的方法：一是减少油脂的分泌，比如用射频、强脉冲光、红蓝光减少皮脂腺的油脂分泌；二是抑制毛囊导管口角质的增生，比如用维A酸、果酸类产品，这样毛孔开口大了，就不容易堵塞。

如果碰到市面上还有产品在打着"深层清洁""深层补水"的旗号，记得捂好你的口袋，千万要理性。

参考文献

[1] 李勤，吴溯帆.激光整形美容外科学[M].杭州：浙江科学技术出版社，2013.

[2] VARANI J, WARNER R L, GHARAEE-KERMANI M, et al. Vitamin A antagonizes decreased cell growth and elevated collagen-degrading matrix metalloproteinases and stimulates collagen accumulation in naturally aged human skin1[J]. Journal of Investigative Dermatology, 2000, 114(3): 480-486.

[3] 邬燕红，胡新成，项琪，等. 化妆品中烟酰胺透皮吸收的临床评估[J]. 香料香精化妆品，2020(4): 61-64.

[4] 孙娅楠，赵静，李超华，等. 二次谐波结合双光子荧光成像方法观察人源胶原蛋白透皮吸收情况[J]. 激光生物学报，2017, 26(1): 24-29.

[5] LAMOTE DE GRIGNON PÉREZ J, GERSHUNY J, FOSTER R, et al. Sleep differences in the UK between 1974 and 2015: Insights from detailed time diaries[J]. Journal of sleep research, 2019, 28(1): e12753.

[6] 李佳怡，张益梦，王晨曦，等. 昼夜节律睡眠—觉醒障碍与恶性肿瘤发生发展的关系[J]. 中国临床药理学与治疗学，2021, 26(1): 76-81.